排得出 睡得着 吃得下

王淼　主编

天津出版传媒集团

天津科学技术出版社

图书在版编目（CIP）数据

吃得下　睡得着　排得出 / 王森主编 . —天津：
天津科学技术出版社，2015.5（2024.1 重印）
　　ISBN 978-7-5308-9536-8

　　Ⅰ.①吃… Ⅱ.①王… Ⅲ.①保健—基本知识 Ⅳ.
①R161.1

中国版本图书馆 CIP 数据核字（2015）第 010670 号

吃得下　睡得着　排得出
CHIDEXIA　SHUIDEZHAO　PAIDECHU

责任编辑：梁　旭
责任印制：王品乾
出　　版：天津出版传媒集团
　　　　　天津科学技术出版社
地　　址：天津市和平区西康路35号
邮　　编：300051
电　　话：（022）23332369（编辑室）
网　　址：www.tjkjcbs.com.cn
发　　行：新华书店经销
印　　刷：三河市天润建兴印务有限公司

开本 710×1000　1/16　印张 13　字数 160 000
2024 年 1 月第 1 版第 2 次印刷
定价：49.80 元

所有人的经历都不一样，人生追求也不一样。有人渴望金钱，有人追求权力，有人追求玩乐，而对于人的基本生活而言，最大的追求是吃得下、睡得着、排得出。

所谓吃得下：并非是能吃很多的山珍海味，而是只要健康的食物都能吃，这说明身体健康，各项机能正常，食物能被消化吸收。

所谓睡得着：并非是我们通常说的"沾枕头就着"，而是非常自然、恬淡的睡眠——熟睡。在这样一个纷繁复杂的时代，人们心中有着各种各样的欲望，压力太大。这山望着那山高，追求不断，欲望不止，睡眠怎么会好呢，哪里会睡得香？如果每晚都能够睡得香甜，不也是一种幸福吗？

我们再说一说排得出：毒聚体内是百病之源，及时排毒才能预防疾病，增进健康。人体如同一部精密机器，要随时进行调试，人体的各重要器官就如同汽车的发动机，需要定期保养。

对于普通人而言，大家吃的都是家常便饭，一日三餐，为何有人可以长命百岁，有的人却英年早逝？这不仅有遗传的因素，还有饮食习惯的不同。不健康的饮食，不仅会损伤脾胃，使气血紊乱，时间一长，极容易出现问题，改变人的先天体质，从而对人体健康造成损伤。如果睡眠不佳也极容易降低身体免疫力。如果一天睡眠时间少于六个半小时，不但容易透支身体，还极可能造成"睡眠赤字"，加快机体的衰老速度，我们的寿命也就被缩短了。还有一点就是排毒，排毒能全面维护身体健康与平衡。它不仅能够有效预防疾病，净化身心，还有助于将身体内的毒素排出体外，减少脂肪堆积，调动身体机能，预防身体老化。

相信如果大家能够做到以上这三点，就能拥有一个强健的体格，轻松度过每一天。

目 录 CONTENT

吃得下篇

吃好吃饱，让食物为我们服务

第一章　养胃：养胃健脾，好口福好身体

第二章 会调：顺应自然发展，从细节上调养

第三章 吃好：营养巧妙搭配，吃好更健康

睡得着篇

有个好睡眠，好梦不断

第四章　养眠：调理自然，内外通补保健康

第五章　巧眠：这样睡得香，一觉到天亮

第六章　安睡：姿势调整对，怎么睡都不累

排得出篇

不积压，不藏毒

第七章　清通：身体清肠，无毒身自清

第八章　排畅：通便润肠道，毒素不留存

第九章　身通：中医自然疗法，无病一身轻

吃得下篇

吃好吃饱，
让食物为我们服务

第一章　养胃：养胃健脾，好口福好身体

起点在脾胃，养生先养脾胃

中医将脾胃称之为后天之本，为何中医如此看重脾胃呢？因为我们想要健康地活着吃食物，而我们吃的食物需要脾胃的消化才会被脾胃所吸收，如果脾胃出现症状，就会影响食物中的营养的吸收，最后导致身体出现状况。所以，我们在保养身体时应该意识到脾胃调理的重要性。医学家张介宾在其著作《景岳全书》中提出："胃气为养生之王……是以养生家必当以脾胃为先。"

随着生活节奏的加快，饮食和生活习惯的改变，社会环境的差异，人们饮食结构的变化、工作的精神压力大形成的脾胃病也逐渐发生了变化，除自然界的六淫致病以外，自然界的污染成为脾胃病多发的又一个因素。

脾胃为后天之本，全身的营养元素都需要脾胃的运化，若脾胃功能受损，则运化失常，身体内多余的水分无法代谢，停聚而生湿，生痰，这样会极大地影响身体内的气血运行。如冠心病、高血压、高脂血症和糖尿病等现代的常见病、多发病，都与此有很大的关系，所以脾胃就是关乎人一生的健康。

一年分为四季，而身体的器官与四季有着相应的动作。春季主人体内

的升发，内应于肝，在春季阳气无法得到升发或是升发过度都会对肝脏造成伤害，而肝病对脾胃造成伤害，甚者会导致脾胃的病变。因此，春季想要养护肝脏，就必须对脾胃进行调理，在饮食上应该以"少酸增甘"原则为主，主要是少吃酸味的食物，而可以多吃甜味的食物。

夏季湿热总是下雨，长夏与脾相应，暑热容易与湿邪相互联合，侵害脾胃健康，导致脾胃湿热，对我们的肠道是非常不利的。在夏季多发拉肚子等肠道问题，这其实也是因为脾胃出了问题。

秋季主燥，与肺相应，肺与脾胃同主气，在初秋之时，暑湿还没有完全消散，脾胃功能还没有完全恢复，这个时候的脾胃是最容易受伤的。

冬季天气非常寒冷，内应于肾，寒冷伤肾而相应累积到脾胃上。所以，四季都可能损伤脾胃，一年四季都要注意保养脾胃，才能保证脏腑调和，百病不生。

古代医家经过研究表明，调理脾胃是防病强身的重要环节。在疾病的治疗过程中，如果注意对胃气加以保护，增长正气，慢性病就会慢慢康复，即使是危重病人，也能延长其生命时间。医家张仲景就提出了"治脾胃以安五脏"的观点，所以很多慢性病或者长期不能治愈的患者，如果可以很好地调理脾胃，使五脏恢复平衡，人体就能恢复健康。

寒热不可小觑，最容易伤脾胃

从中医的角度来看，脾脏归为阴脏，其主要特征是喜热怕寒，喜燥恶湿。脾虚无法运化极容易滋生湿气，湿气过重会影响身体的运化功能，造成"湿困脾"。

随着科技的发展，我们生活中的生冷食物越来越多。人体食用这些食物后，非常容易造成脾胃虚寒、脾气虚弱。因此，中国古代医家在谈论关于保养脾胃的时候，提出了应该遵从醒脾、健脾、护脾、温脾的方法。

而中医将胃归为阳脏，其主要的特征是喜润恶燥，喜凉恶热。现在很多人饮食没有节制，常吃一些油腻、辛辣的食物，或者不良的生活习惯，如经常熬夜、过度饮酒等，这样极容易导致胃腑热气过盛，引起积滞、恶心、便秘、消化不良等现象。因此，在保养胃脏的时候，中医提倡以和胃、清胃的方法进行治疗。

在饮食上要注意节制，千万不可暴饮暴食，同时应该保持定时吃饭、细嚼慢咽、不偏食、饭前后半小时不宜过量饮水等习惯。

粥可以说是滋养脾胃最好的选择，用百合、银耳与糯米煮粥食用；用莲子、白扁豆与薏苡仁煮粥食用；或者山药、土茯苓与炒焦的粳米煮粥食用，都是非常的不错的养胃食疗方。

在这里给大家一些小建议，晚饭过后的一个小时，不妨吃一些水果，能够起到健脾的作用。

对于那些食欲不振的患者而言，我这里有几个很有效的食疗方。用生蒜泥15克，加少许糖、醋拌食，就能起到开胃的作用，而且可以有效预防肠道疾病；或者用生姜丝25克，山楂20克，加少许糖、醋拌食，也能起到助消化的作用；取鲜橘皮10克，磨碎后用白糖浸泡20分钟，可以用面粉和在一起制作糕点，可护脾和胃。

从中医的角度来讲，芳香之气能够起到调理脾胃的作用，用薄荷、藿香、佩兰等芳香药材佩带的香囊，也能起到健脾的作用。还有一种按摩方法也是非常不错的，以肚脐为中心，用手掌以顺时针的方式对腹部按揉40次，一日三次，可以活络经脉、调节脾胃，促进气血化生。

在日常生活中可以多参加一些体育活动，也能起到促进气血循环，养护脾胃的作用。

祛除胃火，也要分清虚实

在生活当中，有的人不想吃饭，就会说自己胃上火了。可是您是否知道，胃火其实分为实火和虚火两种。症状不同，我们采用的治疗方法也是不相同的。

实火换言之就是胃热，常表现为嘴里没味，腹部经常感觉不舒适，甚至感觉嘴发苦，总喝水还感觉很渴，喜欢吃生冷的食物，有呕吐感，胃脘部位经常感觉很疼痛，大便干燥，出现这些症状主要与患者喜欢吃辛辣肥厚的食物有关系。还有一些患者喜好饮酒，导致人体内的肝火旺盛，进而导致肝火犯胃。另外，气滞或是出现血瘀，饮食过量食物积压，这种情况也会引发胃火。而体内的肝胆等器官出现了上火问题的时候，也会对胃部造成冲撞，此时的胃部也是非常容易上火的。

我们体内一旦胃火过盛，胃脘部位脉络气血就会出现拥堵的情况，也就会出现胃脘灼热疼痛的症状。另外，胃火过盛还会导致体内津血受伤，所以患者就会感觉非常口渴，并且嗜好冷饮。

胃火大有助于食物的消化，体内的食物会被很快地消化掉，所以非常容易让人出现饥饿的感觉。如果这股胃火沿着足阳明胃经向上运行，就会出现牙龈肿痛、口臭等不适症状。

缓解胃火也有多种方法，这里我给大家介绍一种容易操作，并且效果明显的方法。用石膏粉 30 克，然后放入一定量的粳米和绿豆。先用一定量的清水蒸煮石膏，然后把里面的渣滓过滤掉。将里面的清液取出来，然后把准备好的绿豆和粳米一同放入锅中，煮成粥。每日吃一碗粥，七天之后就会见到非常明显的效果。

我的一位朋友也是有胃火的问题，他的主要症状是口干舌燥、便秘、口腔溃疡，并没有口渴的感觉，而是胃脘胀痛，饿了也不想吃东西。可以说我的这位朋友属于胃阴虚的胃火，也可以称作胃阴不足，虚火上扬。胃阴本身不充足，那么上炎的火都可以是虚火，只有固本培元，自身牢固，虚火的症状才会随着消失。若是此时不分虚实，直接一瓢凉水浇下去，伤了身体，那就得不偿失了。

在脏腑之中，胃五行属土，土的特性是喜润燥，针对胃火最好是中和。如果患者属于胃阴损耗过度的情况；或是因为心情烦闷，无法排泄，气郁而成的火，灼伤胃阴；或者是上吐下泻严重，伤及津血，耗掉体液；或是过于烦躁，都会造成胃阴的损伤……如此种种，这些情况都是因为胃阴

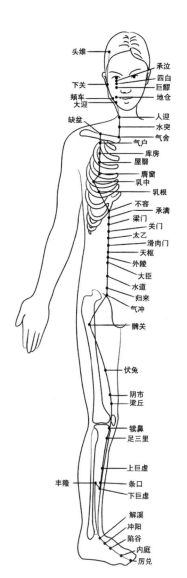

头维
承泣
下关
四白
巨髎
颊车
地仓
大迎
缺盆
人迎
水突
气舍
气户
库房
屋翳
膺窗
乳中
乳根
不容
承满
梁门
关门
太乙
滑肉门
天枢
外陵
大巨
水道
归来
气冲
髀关
伏兔
阴市
梁丘
犊鼻
足三里
上巨虚
条口
下巨虚
丰隆
解溪
冲阳
陷谷
内庭
厉兑

虚弱引起的，可以说是胃火中的"虚"火。

胃阴不足，体内的虚火也就不断地侵害身体，热邪郁结在胃部，胃气失调，所以有不少的患者会感觉到胃部疼痛，嘈杂不适；胃部濡润不够，胃气不足，收纳不够，也就导致饥饿之后没有进食的欲望；而胃部和降失调，胃气在胃部不断地翻涌，就会出现呕吐、恶心等症状。身体的津液因为损伤过度，胃阴不足，阴气不能很好地向上部承接，所以上部失去润燥，就会导致患者出现口干舌燥、咽喉部位不适。舌头红肿，脉象细滑；下部阴气也不足，所以一些患者出现大便燥结，小便赤黄的情况。

有不少的食物能够滋养我们的胃阴，最为常见的食物有小麦、猪肉、鸡蛋、牛奶、鸭肉等。可以起到润泽胃阴的食物有枇杷、银耳、乌梅、苹果、番茄、燕窝、梨、豆腐等。而生姜也是养护胃阴不错的选择。生姜有温热的作用，可以温胃阳、祛除胃部的寒气，胃阴虚者不妨多食用一些，但是晚上最好不要服用。

所以请大家记住，胃上了火，不要着急吃败火药，胃火也要分清楚虚实，对症施治。

饮食养脾胃，寒凉是禁忌

养脾胃的食物最好是温热类型的，有三种饮品可以多喝一些，一是热水，二是豆奶，三是牛奶。牛奶、豆奶能够在胃部形成一层保护膜，每天早餐喝杯牛奶，再吃一些食物，那就最好了。大多数女性，会将缺水认为是饥饿，多喝一些水，特别是热水，不仅可以将身体内的废物排出，而且不会轻易地发胖。冷饮和雪糕最好是少吃一些，还有一些如河蟹、海蜇等寒凉的食物也不宜多吃。蔬菜水果类食物也是人体不可缺少的，必须要保证营养的充足与均衡。蔬菜和果皮可以适度食用，不宜太多，因为蔬菜一类不容易消化，而瓜果可以相对多吃一些。在烹制的时候，最好煮得软一点，以粥、汤、羹为主，这样胃会好受一点。黏腻、煎炸、辛辣的食品，碳酸饮品尽量少吃一些，这些食物会增加胃部的工作负荷。

现代人的饮食习惯不良，这些不加节制的饮食问题包括过饥过饱或者饮食规律失常，对胃气有极大的损伤，吃饭最好是八分饱，同时吃饭时应注意卫生，一日三餐必须要定时。最好为自己制订一个饮食时间表，并且严格遵守。早中餐一块吃的，这种不良习惯必须改，这不仅对胃部造成损伤，也是导致气血不足的主因。晚上的时候希望靠吃夜宵来补充也是行不通的，只会堆积脂肪，以至于睡眠障碍。用餐后不宜立刻工作，先休息一下，待胃里的食物消化一些再进行工作，这样脾脏才有时间化生血液，大脑才会有时间生化气血。食用清热食品应适度为宜，清热并不一定要吃冷饮类的食物。

夏季人体消化功能是一年当中最低的，腹泻、呕吐容易发生。在夏季常吃寒冷食物容易引起脾胃失调甚至出现虚寒症，特别是儿童、老人、慢性病患者。所以吃这类食物时应该把握一个度，不是越凉越好，也不是越多越好。

例如，三伏天，非常炎热，吃冰解渴对胃部会造成伤害。冰箱冷藏的食物，老人及病人应该少吃一些，喝凉一些的白开水就行了。清热食品最好不要空腹食用，饥渴燥热之时，最好不要空腹吃寒凉食物，即便是吃也要少吃一些，进食速度要慢。

饥饱有定量，饥饱不定引发脾胃病

吃饭不定量也是损害脾胃健康的重要因素。俗话说"民以食为天"，我国有着丰富的饮食文化，山珍海味、美味佳肴不胜枚举。有些人若是爱吃，他们不理会身体的饥饿或饱胀，盲目过量摄入过多的食物，时间一长，极容易导致脾胃气血紊乱。再加上饮食不规律，又会加剧饮食无节制的问题。如此恶性循环，不仅脾胃问题越来越严重，而且体重也会出现变化。

无论是春节、中秋等传统节日，还是每个周末，参与亲朋好友间的聚会，乐在其中，此时大家一定是大吃特吃。有很多人都是因为暴饮暴食而损伤脾胃。随着生活节奏的加快，饮食越来越不规律，经常不吃早餐，或者吃得极少，勉强应付；中饭快餐、工作餐简单应付；而晚餐则成为正餐，可谓是营养丰富。这样的饮食习惯，不仅会造成身体气血亏虚，而且会对脾胃造成极大的损害。

记得前几年北京举办奥运会的时候，年纪轻轻的小张回到家就守在电视机前，每天都要熬夜看比赛到凌晨。肚子饿了，就拿简单零食充饥；感觉困了，就喝咖啡提神。白天为了工作操劳，早饭非常简单，上午感觉饿了就吃些零食。有时间午饭、晚饭就多吃点，没有时间就看情形而定。奥运会结束之后，因为工作压力大，熬夜加班如家常便饭。就这样过了两个月，她出现了胃痛、头晕、不想吃饭的症状，有的时候进食就感觉头晕，面色也变得暗沉。当时了解到她的情况后，我开了一个很简单的方子，同时让她在生活中养成良好的起居和饮食习惯。对于普通人应该遵守起居有常，作息有序，饮食定量、定时。

生活有规律有助于身体的新陈代谢，对于肝脏和脾胃有保护作用。这里的起居不仅指起床、睡觉，还涉及一些日常规律，早晨起床的时间，几点钟吃饭，几点钟出门上班，几点钟睡觉等问题，不能混乱。每个人应该根据自己的习惯以及四季变化，做到"起居有常"。天天如此，不仅有助于脾胃气血的充盈，也是保持青春、延缓衰老的基础。

有一句话说得好"真理往前多走一步就是谬误"，我们中国最讲究中庸之道，不偏不斜，上下适中，这才是事物发展的最佳状态。饭吃七分饱，茶喝七成香，凡事都不能过量，吃太多则消化不良，过度节食也会造成脾胃气血的损伤。这和我们交朋友是一样的，要留有三分余地，轻声问候，真诚的一个微笑，温柔体贴的话语，就温暖了大家的心。早上吃饭不要过饱，中午吃七成饱，晚上吃五成饱，下午不妨吃些瓜果、茶饮，晚上十一点之前睡觉，这些习惯都会使脾胃气血旺盛，五脏六腑安和。

治好胃病要靠日常慢养

出现慢性胃炎症状并非是一时形成的，想要治疗这个顽疾，也非是一日之功。不要轻信广告上的特效药物，什么一药在手，胃病不用愁的。那些药物也只能暂时缓解胃病发作时的疼痛感，并不能根除胃病。胃病实际也是一个富贵病，需要经常呵护，要"三分治，七分养"，在平时的日常饮食、作息等方面都需要注意胃部调养，使其受到濡养，逐渐恢复生理功能。

在日常饮食方面，慢性胃炎患者最好应该细嚼慢咽，千万不能进食速度过快。因为细嚼慢咽可以有效发挥牙齿的切磨作用，有助于口腔内的唾液最大限度地分解淀粉，起到润滑食物的作用，很好地减轻胃部的负担。如果进食速度过快，食物未被完全分解就到了胃里，大块的食物还有一些粗纤维需要胃部磨合，不仅会增加胃的负担，还会刺激病症，极容易引起胃病复发。生活中不能暴饮暴食，以免造成胃部负担过重，俗话说，"只吃八分饱，莫吃十分足"，其实说的就是这个道理。吃饭也要注意规律，不要饥一顿饱一顿，要定时定量。因为胃炎患者的胃部受到损伤，所以可以少吃多餐，每天 4 到 5 餐，以便中和胃酸，以便让胃承受的刺激降低到最小，又能及时补充营养，利于炎症的修复和自愈。日常生活中应该为胃肠及时补水，不能等到非常渴的时候才去喝水，一次灌一大杯，胃部的负担也会更进一步加重。

胃病患者胃肠抵抗力较弱，所以平时应该注意不良因素对胃部的损害。建议胃炎患者戒除烟酒，少饮浓茶、咖啡等刺激性物质，少吃辛辣和粗糙的食物，多吃些含有高蛋白及高维生素的食物，以保证身体各处的营养充足，防止贫血和营养不良。对于贫血以及营养不良者，应在饮食中增加富含蛋白质和血红素铁的食物。平时应注意胃部的酸碱度平衡，觉得胃酸分泌过多时，可以多吃一些馒头、豆浆、面包等碱性食物；胃酸分泌不足时，可多喝肉汤，也可以多吃一些酸性食物。

胃炎患者饮食禁忌

1. 宜少忌粗。患者应该注意保持胃肠平衡状态，不能等到非常饥饿的时候再进食，一次不能吃太饱；不要等到感觉口渴才去喝水，也不能豪饮。更不能吃过多粗纤维与粗糙食物，要吃得相对精细，这样才能养胃。

2. 宜鲜忌咸。平时可以吃一些新鲜的水果，不吃腐烂变质的食物。咸味的食物也要少吃，譬如咸菜、腌腊干货等，患者注意饮食清淡。

3. 宜温忌硬。食物最好温度不要太低，不能吃太冷的瓜果蔬菜，以免损害胃部阳气。忌食油炸、坚硬等难以消化的食物。

经常活动脚趾，动出好胃口

在生活当中，有一定的人群患有脾胃虚弱的问题。但是，大家都知道"是药三分毒"的道理，有患者曾经询问我是否可以不吃药，就能治疗脾胃虚弱的问题。

随着人们生活节奏的加快，我们变得越来越忙。我们的饮食规律发生了变化，逐渐朝着饮食无规律的方向发展，加上越来越重的工作、生活压力，我们的脾胃功能也变得越来越差。随着时间的推移，进而消化系统也出现了问题。

避免上述问题最好的办法就是通过体育锻炼增强体质，如果实在是太忙没时间运动，你不妨试一试动动你的脚趾。尤其是对于脾胃虚弱的人而言，经常对脚趾以及脚面进行活动有助于提高脾胃的运化功能。

动动脚趾还有这样的作用，难道真有这么容易？难道这是真的吗？

从中医的角度来讲，身体的脏腑在脚上都有相对应的穴位。从经络上看，脾经从脚的大趾内侧端，沿腿内侧向上；而胃经经过脚的第 2 趾和第 3 趾之间。因此，脾胃虚弱的人经常活动一下脚趾，其实就是对脾胃二经进行按摩。脾胃二经通畅之后，我们的消化功能自然就会变强了。

其实我们通过观察一个人的脚趾的形态，就能分辨出其脾胃功能的强弱。如果你的消化功能非常好，第 2、第 3 脚趾常常都是非常健壮且富有弹性的，站立时抓地牢固；如果胃肠功能差，这两个脚趾自然就是干瘪无弹性，而且是抓地不牢固的。

我们怎样做才能更好地对脚趾进行活动呢？如果平时工作忙，不妨在工作当中，边工作边用脚趾抓地、抓鞋底，这样不会降低工作效率。抓的时候，两只脚可以分开操作，或同时进行，每次练习的时间在 5 分钟左右就可以了。

很多人晚上下班回家，感觉很累，这时你在睡前应泡泡脚，先用热水泡半小时，然后用手指对脚底进行按揉，按摩时间在 1 分钟左右。或者你可以洗脚时，在洗脚盆当中放上鹅卵石，泡脚的时候可以用脚趾抓鹅卵石。

闲暇的时候，也可以多按摩脚趾。按摩需要讲究方式方法，对于脾胃虚弱、经常拉肚子的人来说，按摩的时候最好沿着反方向；对于消化不良及有口臭、便秘的人，不妨顺着脚趾按揉，能够清除胃火。

我们在按摩脚底脚趾时，还可以顺便按摩小腿部位的脾胃二经，这些都可以起到健脾养胃的作用。

其实，平时的散步、骑自行车也是在间接地活动脚趾。对于脾胃极为虚弱的人而言，刚开始进行运动时，动作幅度不要过大。如采用速度缓慢、放松全身的运动方法，可以步行1500米左右，时间在半小时左右，能够很好地调节胃肠功能，还可消除腹胀、嗳气，并能很好地促进溃疡愈合。常言说得好"饭后百步走，活到九十九"，其中也包含这种意义。养生的时候需要我们"举一反三"，没事不妨多活动一下脚趾，让我们的脾胃强壮起来，那就是对我们身体最好的爱护！

第二章　会调：顺应自然发展，从细节上调养

最准确的脾胃自检方法

当脾虚失去健运的时候，导致清阳不升，湿浊不化时，人体内就会出现九窍不通的问题。因此，九窍有了问题，我们首先要想的是脾胃是否出现故障。

我有一次出诊，看到很多年轻的脾胃病患者，他们看上去精神状态极为不佳，有的人面色非常难看，口唇没有一点光泽；有的身体非常瘦削，好像一阵风就能吹倒；有的人身体过于肥胖，看似体形庞大，但是并非健壮，而是一身肥肉；有的人说话声音非常小，精神不振，年纪轻轻却是一个老态龙钟的样子……这些现象都是因为脾胃虚弱所造成的。

有的人会感到不解，是不是可以从一个人的外表状态看出其脾胃有问题呢？是的，很多时候，我们能够从其外观看到内在的问题，而且这些都是有根据的。

从哪里来看呢？我告诉大家一个办法，就是从人的七窍来看。何为七窍呢？具体是指两眼、两耳、两鼻孔、口。

《脾胃论》中记载"脾胃虚则九窍不通"。脾作为后天之本，是主管水湿运化的，主升清阳。水谷所化生的精微之气都是依靠脾升举至上焦，滋

养心肺，并由肺部达九窍、四肢以及皮肤，清阳之气出于头面官窍，九窍就会通利。反之，当脾虚失健，导致清阳不升，湿浊不化时，就会造成九窍不通。因此，九窍出了问题，我们就要看看是不是脾胃出了问题。

从眼睛看脾胃

肝开窍于目，而我们之所以可以开目视物，全赖于肝血的濡养，而脾胃是气血化生的源头，脾主统血，所以肝血是来自于脾胃的化生。

一个人的脾胃功能不佳极容易导致视力疲劳、眼睛红肿、视物模糊、眼睑下垂等问题，并伴有大便稀薄，食欲不振，舌淡，脉缓弱无力等症。这多与脾气不足、清阳不升、目失所养有关。

从耳朵看脾胃

耳朵位于清阳交会的头面部，是清阳之气上通之处。肾开窍于耳，《灵枢·脉度》中指出："肾气通于耳，肾和则耳能闻五音矣。"肾是先天之本，离不开脾胃化生的气血滋养，气血生化乏源，肾精必亏，耳窍则失调，就会出现耳鸣、耳聋等问题。脾虚气弱，水湿无法正常运化，致使内生痰浊，耳道闭塞而出现耳鸣、耳聋等症状。

从口唇看脾胃

有一次，几个朋友聊天，我发现一个健谈的朋友变得沉默寡言了。我又发现他的嘴唇发白、没有血色，几乎没有水分，且已经爆皮、裂口子了。

我就直接问他："你的脾胃最近是不是有问题？"朋友很是惊异："你真神了，最近肚子不舒服，不爱吃东西，总是失眠。你怎么知道的？"

"从你的嘴看出来的！"我笑着说。

"我的嘴？我一直都没说什么话啊？"这个朋友感觉有点前言不搭后语。

我把道理跟他一说，他才似有所悟。我建议其对阴陵泉穴、三阴交穴等几个脾经重点穴位，坚持每天按摩。两个月后，他的嘴唇已经恢复了红润的光泽，神采奕奕了。

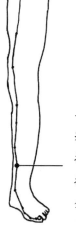

三阴交穴（有妇科病的女性可用拇指按住此处用力向下按压，每侧按压3分钟）

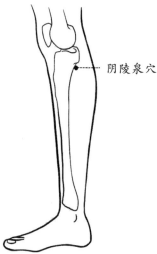

阴陵泉穴

为什么我能从嘴唇就能发现其脾胃的问题呢？《黄帝内经》中指出："口唇者，脾之官也""脾开窍于口""脾之合肉也，其荣唇也"。

这就是说脾开于窍，脾胃问题会在口唇上表现出来。一般来说，脾胃健康的人，其嘴唇红润，干湿适度，润滑有光。反过来说，如果一个人的嘴唇如同我朋友那样，则表明他的脾胃出了状况。

脾还主涎液。中医认为涎与唾和称之为口水。《黄帝内经》中指出"脾主涎"，这个"涎"是脾之水、脾之气的外在表现。一个人的脾气充足，则涎液能正常传输，有助于我们消化吞咽，而且会很老实的在嘴里，不会溢出来。

一旦脾气虚弱，脾本身的固摄功能减弱，"涎"就不听"指挥"了，比如在睡觉时会流口水，也就是我们常说的"流哈喇子"。为何很小的时候经常睡觉"流哈喇子"？因为小孩子身体还未全面发育，脾胃功能本身不强，所以爱"流哈喇子"。如果这个孩子是习惯性的"流哈喇子"，我们可以从健脾入手，对其进行治疗。

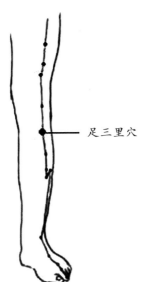

足三里穴

从鼻翼看脾胃

一个人的脾胃功能不调就无法滋养鼻腔，从而引起鼻腔干燥，有时还会引起流清鼻涕、嗅觉失灵、鼻子出血等问题。这种情况的出现多是脾胃出了问题，气津不足，脾气不能摄血或肺虚火上冲鼻窍所导致的。

此外，一般鼻翼发红的人是胃火上升。除了鼻翼发红外，还伴有易饿、口臭、牙龈肿痛等症状。其最终的原因就是脾胃虚弱，使食物蓄积滞留于胃，食物积久化热、化腐所致。

　　如果鼻头发青，并时常伴有腹部疼痛，也说明脾胃功能不好。青色为肝木之色，肝气疏泄太过，横逆冲犯脾胃，也会对脾胃消化功能造成影响。这时我们可以多按摩足三里穴，能够起到健脾疏肝的作用。

　　我们知道中医是讲究望、闻、问、切的，那些经验丰富的老中医可以根据表象、气色、九窍等反映出的问题，来诊断患者的生病部位，但是需要丰富的行医经验。作为普通人，我们只需要在感觉到身体的异常变化的时候，及时到医院就诊就可以了。

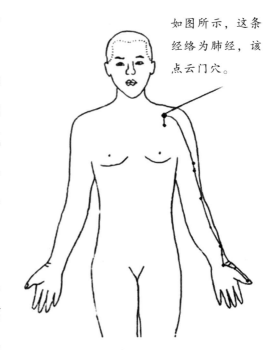

如图所示，这条经络为肺经，该点云门穴。

顺时养生，让脾胃处于最佳状态

　　人体的生命节律必须遵循昼夜规律。人们根据自然界十二时辰的变化，遵循人体经络气血的循环规律相应地调整生活起居和思维，这是我国流传已久的养生道理。

夜里 11 点到次日凌晨 1 点，这是身体内胆经最活跃的时刻。这个时刻是一天中阴气最旺盛的，此时必须要熟睡。

夜里 1 点到 3 点，是肝经气血最为活跃的时刻，要想肝脏气血充沛，必须保证睡眠的充足，否则你就会出现肝血阴虚的现象。凌晨 3 点到 5 点，此时肺经的气血最为旺盛，是人体气血开始由静转化为动的过程，这时候应该进入深入睡眠。

早晨 5 点到 7 点，是大肠经气血最活跃的时间，这个时候应该尽快将身体中的毒素垃圾排出来。

早晨 7 点到 9 点，是胃经气血最活跃的时间，此时应该吃早餐，而且要吃多、吃好，保证充足的营养，吃多了也不必担心肥胖，因为全身上下都在消耗能量。

上午 9 点到 11 点，是脾经气血最活跃的时间，脾脏开始运化早晨吃进的食物，你也要进入工作的状态。中午 11 点到 13 点，此时心经气血是最为充沛的，睡一会儿或者小憩一下，这样精神才能更加充足，以不变应万变。

13 点到 15 点，是小肠经气血最活跃的时间，此时小肠开始吸收营养。15 点到 17 点，是膀胱经气血最活跃的时间，这个时候保证供水量的充足，美肤排毒的效果较明显。如

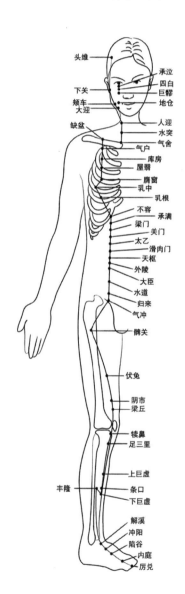

头维
承泣
四白
下关
巨髎
颊车
地仓
大迎
人迎
缺盆
水突
气舍
气户
库房
屋翳
膺窗
乳中
乳根
不容
承满
梁门
关门
太乙
滑肉门
天枢
外陵
大巨
水道
归来
气冲
髀关
伏兔
阴市
梁丘
犊鼻
足三里
上巨虚
条口
丰隆
下巨虚
解溪
冲阳
陷谷
内庭
厉兑

吃得下　睡得着　排得出

果这个时候有困倦、乏力或精力不集中、记忆力减退的现象，说明膀胱经是最为虚弱的时候。

17点到19点，是肾经气血最活跃的时间，在这个时候应该对肾经进行调整，身体怕冷、手脚冰凉的人按按涌泉穴。饿了也不想进食，总感觉提不上气来的人，这个时候应该按揉俞府穴。

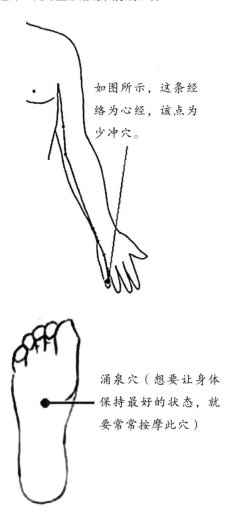

如图所示，这条经络为心经，该点为少冲穴。

涌泉穴（想要让身体保持最好的状态，就要常常按摩此穴）

19 点到 21 点，此时心包经的气血最为旺盛，心包经又主喜乐，这个时候应该游乐一番，不过活动量不可过大。

21 点到 23 点，是三焦经气血最为充沛的时刻，此时应该保养肌肤，想长寿对周身经络进行按摩，保证血液的畅通。

我们身体对于宇宙的变化是非常敏感的，体内的"生物钟"遵循自然界的规律才能长寿、康乐。根据生命节律安排睡眠，才能很好地消除疲劳，使大脑保持清醒，减少皮肤问题。我们第一应该做的就是按时起床，定时置身早晨和煦的日光中，生物钟也随着地球转变，这是提高睡眠质量的关键。其次，保证充足的睡眠，即使一天睡上 6 个小时，身体都不会感觉疲劳。如果每天睡的时间长短不一，还是会感觉到疲劳。当外出旅行时，或因工作加班熬夜，应尽量保持定时睡眠的习惯，并需要尽快恢复正常的生物钟。

养胃有良方，饭前先喝一点汤

广东人极喜欢喝汤，尤其是用滋补药材炖的养生汤。其实从中医的角度讲，喝汤也是养胃的良方。

煲汤的主要优点是，制作中没有油煎、油炸的过程，除可预防肥胖之外，也能降低心脑血管疾病的发病率。加之养生汤具有美颜、护肤、健身、增强免疫力的特点，因此，一个人在生病或是女性朋友生产、坐月子时，汤品是既可补充体力又不伤脾胃的营养佳品。

"煲汤"是中国非常传统的烹饪方式，其做法是将食材加上汤水，以文火慢炖，在烹调的过程中不加水不加盖，以简单调味料调味为原则熬炖的汤品。喝汤对身体有什么好处呢？

营养极容易被吸收，将肉类、蔬菜放到一起熬煮，食材中的营养素都溶于汤中，加之全面水解的营养成分，电解质浓度和我们的体液相近，非常容易被身体吸收，所以煲汤是最适合人体血液循环吸收的食物料理方式。

烹调起来非常简单方便，也是煲汤的好处。只需把食材准备好，加上适量的水，就可以做出美味的汤品，因此非常好喝。而挑选食材时，除了应该选择当季蔬菜外，亦可适时加上温和的中药材，可以为美味的汤品增加营养效果。

我的朋友中有营养师，他曾建议那些想要减肥或保持身材的人，不妨多喝一些汤，并且调整进食顺序，即先喝汤、吃蔬菜，主食类以及肉类最后食用，其好处是可增加饱足感，由此将食量降低。如此一来可摄取较少热量，这样就没有必要担心发胖了。

现在给大家介绍几款健脾胃、减肥的汤品。

一、西红柿蔬菜瘦身汤

材料：2 个青椒、1 颗包心菜、2 个西红柿，1 小把小芹菜、两粒洋葱（如果感觉芹菜与青椒口味重，可以调换蔬菜）。

做法：

1. 将上面所说的食物洗净放入锅中，并倒入水，一定要注意水面要高过蔬菜；

2. 待水沸之后加入胡椒、盐、香菜等调味料进行调味，然后以文火煮软这些蔬菜，就可以慢慢品味。

点评：虽然材料做法简单，但是可不要小看了它，将富含纤维素的蔬菜放在一起煮，不仅味道好还能有减肥的作用。

二、雪梨南杏瘦肉瘦身汤

材料：莲子、蜜枣各 15 克，桂圆、南杏仁各 18 克，小麦面粉适量、雪梨、食盐、少许猪肉、水。

做法：

1. 先将选好的所有食材全部洗净，把雪梨去芯之后切成小块；

2. 向锅内加入清水并且煮沸，将瘦肉放入水中稍煮片刻捞起来，这样就能将不干净的血水除掉，然后切成块状；

3. 烧开一锅水，将所有食材放入锅中，先用猛火沸煮 20 分钟，然后以文火慢炖，喝的时候可以根据个人口味加盐。

点评：瘦肉当中有较高含量的蛋白质，脂肪含量低，而雪梨的热量含量低，所以这款雪梨南杏瘦肉汤，不仅能够减肥，还能清润脾肺。

三、小松菜鸡蛋牛奶瘦身汤

材料：生鸡蛋 2 个、牛奶 150 毫升、小松菜 25 克、盐少许、酱油少许、橄榄油少许。

做法：

1. 将小松菜清洗干净，沥干水，然后将其放在一旁备用。

2. 将准备好的牛奶倒入锅中，微微加热即可，接着将小松菜、鸡蛋等食材一并放到锅里，煮沸之前倒入其他调料。

3. 最后倒入一些橄榄油，搅拌充分之后即可饮用。

点评：牛奶和鸡蛋都是高蛋白的食物，同时脂肪含量也不高，配合纤维素丰富的小松菜，不但可以减肥还能养颜。

饭前先喝汤，绝对是最明智的选择，可让食物从口腔、咽喉、食道到胃都很润滑，能够让食物顺利下咽，防止因为食用干硬食物，对消化道黏膜造成刺激。也可以在吃饭时喝汤，这样的饮食方式极容易稀释消化液并温润口腔，且有益胃肠对食物的消化吸收，进而减少食道炎、胃炎等疾病发生的概率。

消除脾胃问题的特效穴——公孙穴

健康脾胃和一个人的生活、工作以及学习有着密切的联系，是我们做任何事情的首要前提。生活在自然界之中，想要健康长寿不仅来自于每天良好的生活习惯，还应该根据自然界变化调整起居习惯，才能维持身体内外环境的协调统一，让生活更加美好。

春温、夏热、秋凉、冬寒，这是一年四季更替的自然现象。春生、夏长、秋收、冬藏，这是万物生长、发展的自然规律。中医根据自然发展变化，结合人体脏腑器官特征，总结出了春季养肝、夏季养心、

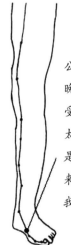

公孙穴（有些人吃完晚饭后觉得心窝难受，也不知道是吃得太撑还是没吃饱，总是觉得心里有气出不来也进不去。这时候我们可以按摩此穴）

秋季养肺、冬季补肾的养生保健方式。而脾脏是后天之本，人的气血生化之源，时刻都要注意脾脏的养护。由于脾脏最怕的就是"湿"了，而夏季长夏时节，高温湿热，热气蒸腾，人们心情烦躁，养神静心的同时，也要注意脾脏的避湿。

我们应该注意起居饮食的时间，使之符合自然界气候的变化规律及人体的脏腑气血的活动常规，注意生活的细节变化，保持良好的饮食习惯，调节情志，建立符合自己身体节律的活动规律，才能保证身心康健，这才是益寿延年的妙方。这些所谓的"妙方"几乎人人皆知，然而按照这个妙方实际操作的，恐怕寥寥无几。

忙于工作、疲于奔命的人们，为了生活和工作，经常是废寝忘食。喧嚣的世界、繁华的城市、黑夜里闪烁的霓虹灯，丰富多彩的活动越来越多，习惯熬夜的人也越来越多。熬夜的过程中，难免用咖啡、浓茶进行提神，饿了就吃极多的食物做消夜。忘了思考的我们，常常让愤怒、焦急、沮丧、不满、苦闷、忧愁等不健康情绪占据我们生活的主线。不良情绪极容易对脾胃造成伤害。生活如此，各种脾胃病出现也就不稀奇了。多数人都不同程度地出现过食欲差、消化不良、腹泻等现象，胃癌也是我国较常见的胃病。

常言道，人生不如意事常八九。生活当中有不少不尽如人意的事情，不由得我们不去思索。可口的东西谁都想多吃一些，夏天里的冷饮、冬天里的火锅，一直都被大家所推崇。而此时就应该注重脾胃保养。

我们身体上有一个可以治疗脾胃疾患的穴位——公孙穴。公孙穴属足太阴脾经，是八脉交会穴之一，与脾胃经脉的气血相连，有健脾和胃、补益气血的作用。公孙穴可以说是保养脾胃的第一要穴，虽然只是一个小小的穴位，如果平时注意一下公孙穴，就能养足自己的后天之本，让我们免去很多看病、吃药的烦扰。

中医记载，公孙穴位于脚掌部，第一脚趾下两寸处。我们在探穴的时候，将你的食指、中指和无名指并拢，置于脚趾横纹下，用左手拇指按压脚趾直下方的部位，按压到感觉酸胀感之处就是这个位置，即公孙穴。用右手拇指指腹置于右脚的公孙穴，按顺时针方向揉按一分钟，再按逆时针方向揉按一分钟。然后，将左手拇指指腹置于左脚的公孙穴，以逆时针方向对双脚进行按揉，再按顺时针方向揉按一分钟。双脚交替进行按摩三次。

除了按摩，还可以对公孙穴进行艾灸。把艾条的一端点燃，放在距离穴位2到3厘米处悬灸，每次艾灸的时间在25分钟左右。也可以自己拿着艾条，以公孙穴为中心，按旋转移动方式进行艾灸。

由于脾胃气血亏虚引起的各种问题，如鼻出血、咽喉肿痛、口臭等，都能通过按摩公孙穴进行解决。因脾失健运而导致的水肿型肥胖，每天按摩公孙穴，就能轻松减肥。

胃火过盛的人，情绪波动大、躁动不安且有发热的状况。当情绪过度激动或焦虑时，非常容易出现"气上冲心"的症状，如心悸、胸闷、气短、头晕，体内发热，手掌心发热，呼出的气也很热。这是因为热气耗伤了心脉，导致气血虚弱，有时候还会引起血瘀。按摩公孙穴可以起到疏通经络、清火气、镇静安神、调节情绪的作用。夏季难以入睡的人，按摩此穴有调和气血、安眠、祛暑热的效果。

八段锦，调理脾胃功能的保健操

八段锦是一套有着悠久历史的保健操，起源于北宋，历经千年沿袭至今，其魅力可见一斑。古代人认为这套动作古朴高雅、收放自如，如锦缎般优美、柔顺，于是便将这套动作称之为"锦"。因为这套功法是由八个动作组成的，因此称之为八段锦，来证明其真实意义。

八段锦有站立式和坐式之分，同时也有"文武"之分。文八段锦主要是坐立的姿势，强调自思、集神与呼吸吐纳；武八段锦多为站立式，主要侧重肢体的运动。练习八段锦无须器械，不需要太大的场地，简单易学，节省时间，效果极为明显。

在很多人的印象当中，练习"气功八段锦"可能只适合老年人。其实八段锦在每个年龄段都可以练习。中医认为，八段锦以动入静、以静入动、动静相宜，能去旧生新、补不足、泻多余，有理气活血、舒筋活络、协调五脏六腑功能的作用，长期练习可以增强免疫力，因此经常被作为保健操、防病操练习。站立式八段锦总共有八组动作，每个动作都能对相应的脏腑起到调节作用，其中第三组的动作就是针对脾胃调理的。

夏季是四季当中气温最高的季节，暑热盛炽，空气潮湿，人体新陈代谢速度加快。人的身体情况极易受到夏季炎热气温和潮湿空气的影响，脏腑的生理功能也会受到影响。非常容易受到湿邪侵袭的脾脏，更容易受暑湿的影响，出现"暑伤气"的情况，进而引起身体倦怠乏力、头晕、胃口不好、消化功能降低、恶心等现象。

　　冬季气温极低，万物凋零，天地一片萧条，人们应该注意防寒保暖，许多人大部分是在室内休息，很少走出户外活动。这样非常符合冬季养生的规律，但是过度闭藏也会有一定的副作用。尤其是冬季饮食主要以肉类、油腻食物为主，而且摄入量较高。也有不少人一入冬，就开始吃各种滋补品。还有很多女性因为担心寒冷而不出门，整天待在家里，闲着没事儿时，也会吃一些高热量的食物。这不仅使胃肠气血失调，而且脂肪会增长很多。俗话说："冬天动一动，少闹一场病。冬天懒一懒，多喝一碗药。"冬季进行适当的体育锻炼，有助于提高抵抗力，增强脾胃功能。

　　出汗是人体新陈代谢的自然现象，环境中温度过高也会导致人体出汗，精神紧张或遇到刺激时手心、脚心会出汗，吃了辛辣刺激性的食物也会出汗，吃辣椒、芥末、花椒时头上也会见汗。中医认为，正常的出汗，有助于体温的调节，及时清除体内的废物，使脏腑经络气血保持平衡。如果不当出汗或是出汗过量，都要时刻小心。有些人暴饮暴食之后头脸上会出很多的汗，同时觉得腹部胀满、疼痛，肢体沉重无力，想呕吐，这些都是脾胃湿热的状况。由于思虑过度，许多脑力工作者，都曾出现心脾两虚的情况，最为主要的表现就是出汗，同时伴有食欲不振、精神倦怠、睡眠不实、不安烦躁等现象，这个时候在治疗上同样要从脾胃调理上入手。

　　在养生集注《道枢·众妙篇》中记载："东西独托，所以安其脾胃矣。"八段锦中的第三组动作动作舒缓、动静结合，可以有效缓解内心压力，调节身心，增强脾胃功能。有增强体质，改善气血运化功能，使经络中的气血运行通畅，减肥瘦身、延年益寿的功效。而且做这套动作，不用器械，操作简单，节省时间，效果显著。

　　调理脾胃的内口诀为：双手重叠掌朝天，右上左下臂捧圆。右掌旋臂托天去，左掌翻转至脾关。双掌均沿胃经走，换臂托按一循环。呼尽吸足勿用力，收式双掌回丹田。主要练习的方法为：

第一步：自然站立，两脚自然分开，与肩同宽。吸气，弯曲两手肘，让大臂与前臂呈90°，掌心朝上，位于腹部与肚脐平行或稍下的位置。同时，微微弯曲双膝。然后呼气调息。

第二步：吸气，左手掌轻轻向上举，举至头顶时旋转手臂，使左手指尖指向正右侧，掌心朝上，经过眼前，继续上举至头部左上方，手臂伸直。与此同时，右手翻掌，使掌心朝下，手指指向正前方，右肘关节微微弯曲，掌根用力。在练习手臂动作的过程中，双腿逐渐伸直。

第三步：呼气，让身体的重心缓缓下降，膝关节慢慢弯曲，旋转左臂，逐渐弯曲，经过眼前，下落于腹前，掌心向上。与此同时，右臂向外旋转，右手掌心朝上，缓缓回至腹前。两手掌指尖相对，相距约10厘米，掌心微微向上抬。

第四步：左右手互换动作，共练习九遍。最后一遍结束时，两手掌同时按于两髋旁，掌心向下。同时，双腿恢复之前的站立姿势。

这个动作主要是手臂之间相互对拉，能够牵引体内腹腔，对中焦的脾、胃、肝、胆起到按摩的效果。同时可以疏通背部经络，达

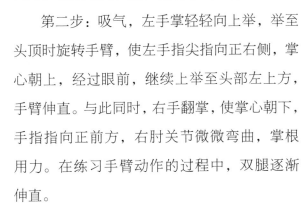

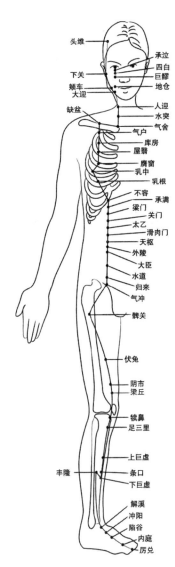

头维
承泣
四白
巨髎
下关
地仓
颊车
大迎
人迎
缺盆
水突
气舍
气户
库房
屋翳
膺窗
乳中
乳根
不容
承满
梁门
关门
太乙
滑肉门
天枢
外陵
大巨
水道
归来
气冲
髀关
伏兔
阴市
梁丘
犊鼻
足三里
上巨虚
条口
丰隆
下巨虚
解溪
冲阳
陷谷
内庭
厉兑

到调理脾胃气血和脏腑经络的作用。在最初练习的时候，不需要太注重呼吸，平缓呼吸即可。等基本的动作学会并熟练后，呼吸调节就平稳了。

八段锦动作简单易学，如果做到准确，可以达到活动关节、畅通气血的效果，这时候就要掌握其中的关键步骤。

1.动作必须缓慢柔和、圆活连贯。柔和训练不要拘泥，而要轻松自如，舒展大方。缓慢主要是指把握中心，动作轻飘徐缓。圆活就是保证动作的弧形，要符合身体各关节自然弯曲的状态。连贯就是动作之间的衔接、转换，不应停顿、断续，行云流水、连绵不断。

2.动静结合。动主要是在意念的指导下，动作轻缓灵活、舒适自然。静是指动作转化要沉稳。在外观上看来动作在变化，但是内力不放松。

3.神形自然。在自己练习时，形体运动与呼吸调整与心理暗示相结合。初学阶段，会出现手脚配合不协调、呼吸与动作不协调、动作不连贯的问题。循序渐进、合理安排，一开始采取自然呼吸的方式，等待练习极为熟悉后，再用练功时的常用方式——腹式呼吸进行练习。这样一来即可达到动作、呼吸、意念的和谐统一，不要操之过急。

调理脾胃好，身体自无病

古代医家很早就发现了脾胃的重要性，在《图书编·脏气脏德》中记载："养脾者，养气也，养气者，养之要也"。可见，脾胃的康健与我们的寿命长短有着重要的关系。

《黄帝内经》中曾记载："上古之人，其知道者，法于阴阳，和于术数，食饮有节，起居有常，不妄作劳，故能形与神俱，而尽终其天年，度百岁乃去。"这句话表示，饮食规律与人的寿命有很大的联系。现代人不注重合理饮食，一旦饮食结构不合理，就会给脾胃造成负担。脾胃运化功能失常，气血化源不充足，人的脸色就会萎黄，毛发皮肤表面毫无光泽质感，外邪会侵入身体，抵抗力降低，人的健康也就不能得到保证。

人的健康长寿与人的元气盛衰有着密切的联系，而元气的盛衰与脾胃功能的强弱有着重要的关系。李东垣认为："元气之充足，皆脾胃之气所无伤，而后能滋养元气；若胃气之本弱，饮食自倍，则脾胃之气既伤，而元气亦不能充，此诸病之所由生也。"

李东垣为了强调脾胃对人体长寿的重要意义，还特别沿引了《黄帝内经》中的"阴精所奉其人寿，阳精所降其人夭"证明自己观点的正确性。其主要意义是什么呢？就是说，阴精上奉的地方，阳气固密不容易被泄露出去，所以这种地方的人较为长寿；阳精所降的地方，阳气外泄，维护不是很稳固，这种地方的人寿命短。

李东垣还进一步阐述说："阴精所奉，谓脾胃既和，谷气上升，春夏令行，故其人寿；阳精所降，谓脾胃不和，谷气下流，收藏令行，故其人夭。"这句话的主要意思是，脾胃作为人之后天之本，是水谷容纳之所，是气血生化的源头，脾胃健运才会化生出源源不断的能量，因此人体元气充实与否最关键的是脾胃之气的盛衰。

总而言之，人的脾胃一旦有了问题，元气也就随之减弱了；元气衰弱，人就会过早夭亡。因此，养脾胃其实就是固护元气，养元气就能延长寿命。

五种味道与脾胃的重要联系

大家都知道，我们饮食要讲究规律，但吃得饱、吃得多并非是健康的饮食习惯。吃得好也就是说这段时间摄入的营养较为合理，都是人体非常需要的营养物质，摄入的能量与消耗的能量大体一致。这样的饮食方式才是较为科学的。

什么样的食物符合我们身体的需求呢？中医里讲，食物的味道总共分为五种，即酸、甜、苦、辣、咸，这五种味道可以润泽体内的脏腑。若可以合理利用这五种味道，便能够达到身体脏腑之间的平衡。在《黄帝内经》的《素问·宣明五气》中指出："酸入肝，辛入肺，苦入心，咸入肾，甘入脾。"那么怎样具体来说五味入五脏呢？

1.酸味可以入肝脏：就是说酸性食物养肝。如橘子、山楂、食醋等，有助于增强食物消化能力以及保护肝脏，经常吃不仅帮助消化，杀灭胃肠道内的病菌，还能预防多种疾病，如预防感冒、降低血压、软化血管等。酸的食物还能解酒，促进胆汁和胰脏消化液分泌，以避免胸肋胀满。

酸具有一定收敛的作用，比如说男性的前列腺肥大、女性朋友产后尿失禁、白带增多或拉肚子，都能利用酸性食物进行收敛。中医学讲到酸，都会顺便提到"涩"，酸、涩两个合在一起，涩也有收敛的含义。收敛的同时还有助于伤口愈合，食物当中具有代表性的酸味食物是酸梅，醋也是如此。

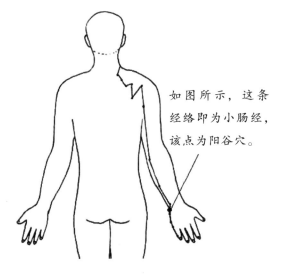

如图所示，这条经络即为小肠经，该点为阳谷穴。

2. 辣味可以入肺脏："辛"主要是指辛辣，"辛"的意思尖锐、强烈。我们生活中常吃的姜、葱、蒜、辣椒、胡椒都是辛辣味的食物。这种味道有助于利肺气、通窍达表、通顺血脉。

辛不但"通"还能解痉，意思是肌肉劳累引起的头痛、偏头痛、肌肉关节疼痛，或者心血管收缩痛，此时恰当的加点辛，一般都是非常见效的。

3. 苦入心：苦味食物具有除湿和利尿的作用。日常生活中不妨吃一些苦味食物清心泻火，比如萝卜叶、大头菜、苦瓜等。

中医讲，苦味入心经、小肠经、心包经，所以心火旺（其中包括打针的过敏，红肿热痛等）或小肠经旺（小肠、十二指肠感染、发炎，引起拉肚子、糜烂或熬夜之后舌头变得胀痛，如同被开水烫到）时，患者都可以吃一些苦味食物进行缓解。

4. 咸味可以入肾脏：中医讲的"咸"并非是单一指盐，而是指一定的"矿物质"，包括咸凉、咸寒、咸干、咸温、咸平多种。咸味可以滋养肾气，有调节人体细胞和血液渗透、保持正常代谢的作

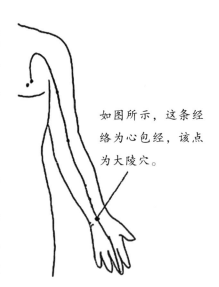

如图所示，这条经络为心包经，该点为大陵穴。

用。腹泻、呕吐、大汗之后喝一点淡盐水，有助于保证正常的代谢功能。

5. 甘入脾：我们说适当地吃一些甜味食物，如香蕉、山药、大枣等，可以补充脾胃营养，补充人体的热量，缓解身体的疲劳。

甜味有助于放松精神，所以工作压力大的人不妨多吃甜味食物缓解疲劳。冬天吃些甜食可以减少忧郁、沉闷、低潮。甜食并非是单一的饼干、点心、水果，事实上含有淀粉、果糖的食物都是符合这一特征的。

看看我们上面说的"五味"，可谓是各具功效，任何对单一一味地偏嗜，都是不对的。一个大将再有本事，面对强劲的敌人，不取联合之道，也是会把自己拖垮的。

很多时候，我们在日常生活中对食物的需求与营养无关系，只是对某种口味的惯性依赖而已。比如说，南方地区的朋友喜欢辛辣味，这与南方的气候有关，南方地区湿气非常大，吃辣可以除湿，这是一种与自然气候相对应的偏嗜。但北方地区就不同了，除了每年农历六月的暑湿天气之外，大多数的天气都是非常干燥的，此时若再多吃辣的就会使肝火上炎，也就非常容易上火，选择味道上要把握有度。

中医里讲中庸之道，凡事都不能操之过急。五味入脏，五味适量、均衡，才能起到补益脏腑的作用，但偏嗜某一味，某一味过重，都会对脏器造成伤害。比如说，我们工作时累了，就会含一块糖，感觉就精神了，因为脾胃属于中焦，甘入脾，这个时候补充中气，身体也就精神了。可是，甜味食物吃多了就会对脏器造成伤害。在《素问·五脏生成》中记载："多食甘，则骨痛而发落。"如果身体摄入大量的甜味食物，就会伤害到肾脏，就会引起骨骼疼痛甚至无法站立，还会使头发脱落。因为，甜味在五行里属于土，肾属水，脾土太过就会克制肾水。

因此，只有做到五味调和、营养均衡，我们的脾胃才是健康的。正如

《素问·生气通天论》之中指出："谨和五味，骨正筋柔，气血从流，腠理以密。"其主要意思是什么呢？就是说，我们在饮食当中要谨慎调整饮食结构，使它既不要太多，也不要太少，应该是调配适当，这样才能保证身体强壮，筋脉也变得灵活柔软，气血充足流畅，肌肉丰满，精神更欢畅。

一套熊戏法，脾胃得强壮

根据中医的阴阳五行学说，脾脏在五行中属土，因此练习五禽戏中的熊戏对脾是有一定好处的。一般来说，对于胃酸、胃痛、消化道溃疡的人而言，不妨多练习一下熊戏，效果非常明显。

五禽戏是模仿五种动物的一套强身体操。五禽戏是以模仿虎、鹿、猿、熊、鹤5种动物的形态和神态，来达到舒展筋骨、畅通经脉的一种健身方法。

据说，这套五禽戏是由东汉名医华佗发明的。这里还有一个极为有趣的故事。相传，年轻时候的华佗到山中采药，到了山上后看到了一个洞穴。他当时非常好奇，就仗着胆子进去了。进入洞穴之后隐约听到有人谈论医术，而且在言辞之中好像有自己的名字。

这可把华佗吓坏了，以为自己要遭杀身之祸，于是想要尽快离开山洞。没想到，里面的人好像见到他来到洞中，喊道："华佗已经来了，何不进来相谈！"华佗没办法，而且听到里面人说话的语气并非要加害自己，于是他转身就进去了，仔细一瞧，原来里面坐着两位白发长须的仙人。这让华佗很是惊喜，他向两位仙人求教医术，这两位仙人将自己的医术都传授给了华佗。最后，两位仙人还告诉了华佗一套养生功法，那就是五禽戏。

虽然这只是个传说，但是华佗因练习五禽戏而长寿是真实的。华佗所处时代民不聊生，战火连年，传染病肆意，老百姓流离失所，受苦甚深。在这种情况下，华佗坚持练习五禽戏，直到老年还是神采奕奕、精神抖擞。足可见五禽戏养生功效之奇。

在中医里，五禽与五脏、五行都是有对应关系的。

熊戏如何进行练习呢？《云笈七签·导引按摩》中说："熊戏者，正仰，以两手抱膝下，举头，左僻地七，右亦七，蹲地，以手左右托地。"此后功法种类逐渐增多。这里我向大家推荐一种比较简单的熊戏练习法，这个方法学习起来非常简单，功效卓著。

经过历史的变迁，熊戏也在不断变化。熊运有助于脾的运化功能的提高。

熊戏总共分为两组动作，一组为熊抱，一组为熊晃。

具体做法：先是将双手呈熊掌状放在腹部下面，身体上肢前倾，随身体顺时针做画弧动作，向右，向上，向左，向下，然后再逆时针进行画弧，向左，向上，向右，向下。最初练习的时候要体会腹部的拉紧以及放松。

在练习的时候应该注意两点：

首先，两腿要保持不动的状态，固定腰胯；开始练习时，手臂要自然放松，只体会腰腹部的立圆摇转，等这个动作熟练之后，再带动两手在腹部前绕立圆，动作要符合身体重心。

其次，熊运的核心是在丹田上，以肚脐为中心圆，以内动向外延伸，带动身体作立圆摇转，两手轻抚于腹前，随之全身进行运转。

熊晃能够有效预防下肢无力。

具体做法：提髋，屈腿，接着轻缓落步，后坐，前靠，换成另外一条腿，再提髋，屈腿，落步，后坐，前靠，上下肢动作配合一定要准确。

注意事项：最初练习的时候，提髋的动作最好先单独进行练习，两肩尽量不要随着晃动，收紧腰侧以带腿，双脚相互交替，熟练之后就能应用自如了。

可能单纯的解释不是很形象，很多人看不太明白，其实我们购买五禽戏的光盘进行学习，一下子就会明白，并非想象中那样困难。在演练熊戏时，以意念带动全身是非常重要的。你可以想象自己是在漫步在幽静的树林里，幽深静谧，或身处于自然之境，全身放松，沉稳安详。把形、神、意、气浑然结合，这个时候就能体会其中的神韵，达到导气令和、引体令柔、神形相交、天人合一的境界。这套动作非常简单，练习时可以根据自身情况进行调整，做之前做好准备工作，以免造成不必要的损伤。

第三章　吃好：营养巧妙搭配，吃好更健康

三餐有营养，寿命更加长

随着生活节奏越来越快，我们的饮食规律也发生了不小的变化。我在这里告诉大家，饮食一定要有规律，这样才能使身体及时获得维持生命的营养素。饮食应该遵循定时原则，我们应该遵循"早餐宜好，午餐宜饱，晚餐宜少"的要求。

每个人都知道一日三餐不可或缺。在《千金要方》中曾提到："饮食以时。"其意思是说，饮食要定时，要有规律，这样我们的身体才能及时的获得维持生命健康的营养元素。饮食的定时原则，就要求我们必须做到"早餐宜好，午餐宜饱，晚餐宜少"。

可以说，我们三餐吃好了就能养护脾胃。如何才算是早餐吃好、午餐吃饱、晚餐吃少呢？

什么样的早餐才算好

有的人说吃早餐对身体好，有的人却不习惯吃早餐，究竟是好还是不好呢？有一点是肯定的，一日三餐是从古至今从未改变过的，从养生的角度来说，这样进食是有利于健康的。

现代人整天忙于工作，早上起床就必须上班，根本没有吃早餐的时间。而长期不吃早餐会对胆囊造成很大的伤害。现代医学的解释是，不吃早餐就会使胆汁在胆囊中停留时间过长，容易使胆汁浓缩形成结石。有一句成语不是说"流水不腐，户枢不蠹"，而不动的湖泊是最容易造成淤积的。

根据《黄帝内经》所说，辰时（早上7点～9点，此时胃经值班）吃早餐最好，此时胃气充盛，吃好早餐有助于养护胃气。生活中，有一些女孩为了保持苗条的身材，早上刻意不吃早饭。这其实完全没有必要，因为辰时是阳气最为旺盛的时候，这时候吃再多的早餐也是会被消化的。

早餐吃什么好呢？从中医角度来看，早餐应该选择温热类的食物，这类食物有助于保护胃气。可以选择一些小米粥、大米粥、燕麦粥，最好再配合一些青菜、水果、面包、点心等。实在没有时间进食，也要饮上一杯热牛奶或买一杯热豆浆。

如何才算是吃好午餐

很多人早晨不吃饭，到了中午就大吃特吃，吃得过饱，难免让脾胃受累。我们说午餐应吃饱，但也不宜过饱，凡事都应该把握一个度。

对于上班族来说，午餐无论吃什么，以吃七八分饱为宜，并且注意营养搭配，可以多吃蛋白质和胆碱含量高的肉类、鱼类、禽蛋和豆制品等食物，因为这类食物能够帮助大脑清醒，对强化理解和记忆功能有重要作用。另外，中午可以吃一些瘦肉、鲜果或果汁等脂肪含量低的食物，此时应该保证一定量的牛奶、豆浆或鸡蛋等优质蛋白质的摄入，有助于大脑反应灵活，思维敏捷，帮助完成下午的工作。

午餐之前最好喝一点汤，这样有利于调摄胃气。午餐最好在未时吃完（也就是下午1点之前），未时是小肠经当令，这个时候是保养小肠最佳的时间段。如果在未时之前吃完午餐，这个时候小肠的气血最旺盛，有利于将营养物质都吸收进入人体。

如何吃晚餐才算好

晚餐最好在晚上五点到七点之间完成，吃饭不要太晚，否则会导致"胃不和则卧不安"。

晚餐应该坚持的原则是宜少不宜多，可选择一些清淡的食物，如汤粥类的食品，再配合一些小菜，既有丰富的营养，又非常容易被人体所吸收，如图所示，这条经络即为小肠经，该点为阳谷穴。

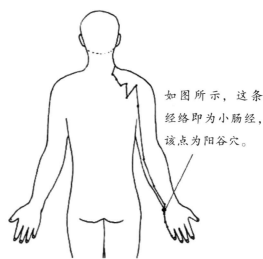

如图所示，这条经络即为小肠经，该点为阳谷穴。

不会增加胃肠的负担。快乐的、健康的生活应该把握好你的一日三餐，这样的生活才会过得幸福快乐。

食物属性是养生关键

食物之间是有区别的，自己吃食物的时候，就应该看一下什么食物是适合自己吃的。就是说，你本身属于什么体质，就应该什么季节什么气温下吃什么样的食物。

随着生活节奏的加快，都市白领们稍不留心就会出现胃灼热、反酸等胃病。很多人以为忍过去就没事了，其实这是完全错误的。

我有一位朋友，在一家公司做管理工作，事业家庭可谓是一帆风顺，就是胃部不太好。别看毛病不大，可就是这个小毛病折磨得他非常苦恼。这都是他不注意饮食造成的。因此，在这里要告诫朋友们，任何时候都不能不顾及脾胃，一旦伤了胃气，想要治愈是非常困难的。

有人可能问了，平时大家应该如何对脾胃进行保养呢？我告诉大家，最好的办法就是给它好食物。什么样的食物才能称得上是真正的好食物呢？上古之人通过对食物的外形与味道，食物进入我们体内之后出现的寒、热、温、凉作用，向上向外或向下向内作用的方向，以及食物生长的地点，气候、季节的不同，来判断食物的属性。最后，根据食物的性质把它们分为温、热、寒、凉、平五性。根据食物的五种特性，我们可以对症待之，这样可以让食物与脾胃不打架，在身体内和平共处在一起。

也就是说，食物本身并不会有好坏之分，关键就是选择适合自己体质的食物。就是说，你是什么体质，就应该在什么季节、什么地区吃什么样的食物。比如说，你的体质是热性的，你可以选择寒凉的食物，如小米、西瓜、黄瓜、梨、鸭肉等来进行平衡；如果身体是非常寒凉的，你可以选择多吃温热性质的食物，如牛羊肉、生姜、韭菜、洋葱等。当然，这里面还包括地区、季节上的差异，但这只是一个大范围的问题，具体情况我们要做具体分析。

为什么现在大家的生活水平都提高了，吃得好了，住得好了，但是现在人的脾气却越来越烦躁呢？显然，每天所吃的食物都是牛羊肉一类的热性食物，人的身体也相继出现了阴阳失衡的状况。绝大多数的肉类食物都是热性食物。从阴阳角度来看，热为阳，常吃这些热性食物，人的心态也会受到阳气的感染，变得内心烦热、躁动不安。因此，我们在吃肉类食物的时候，别忘了吃一些开胃降火的"凉菜"，把我们的脾胃调理一下，像大部分蔬菜、水果类都能起到降火的作用。

此外，我们还应该不断地适应来自于自然界给我们带来的温热寒凉。也就是说，春天你该吃什么，夏天你该吃什么，秋天你该吃什么，冬天你该吃什么，这是一个规律也是一个准则。这也是古人给我们留下来的顺时养生的精髓。比如说，在炎热的天气里，你可以吃一些清热凉爽的食物，天冷时多吃温热的食物，这样才能达到一个平衡。

在很多就诊的病人中，在炎热的夏季吃了很多寒性的食物，猛喝冰冻饮料等，结果"冻坏"了自己的胃，进而造成胃病反复发作。脾胃最怕寒凉的食物，这个"寒凉"不仅仅是指那些寒冷的食物，还包括它的属性。像香蕉、西瓜都属于寒性食物，吃多了影响消化、吸收。因此，胃肠功能弱的人应该少吃寒性水果，多吃温热性水果，如荔枝、桂圆、桃等。

所有的事情都是相通的，饮食要把握一个度，我们说天热了吃点凉性食物，可清热降温，但是绝对不能贪凉。很多人喜欢在炎热的夏季吃西瓜，西瓜的本性是寒凉的，吃太多西瓜会造成脾胃不适，出现食欲不佳、消化不良及胃肠抵抗力下降等问题，所以夏天吃西瓜一类性质寒凉的食物时，一定不要贪多。另外，雪糕、冰镇饮料啤酒一类的饮品在夏季也不要过量饮用。

当然，这只是对普遍人群的建议，具体该怎么吃，我们还需要根据自身的情况而定。

茯苓，健康的美食

茯苓曾经被称之为"四时神药"，因为其功效较为广泛，不分寒暑，将它与各种药物配伍，不管寒、温、风、湿等病症，其独特功效都能发挥出来。

说起茯苓这个词汇大家都不是很了解，但都知道茯苓饼吧，这是北京较为有名的养生糕点，很多外地游客到北京都会买一些茯苓饼给家人尝尝。据说，慈禧尤其喜爱吃茯苓饼，因为它的养生功效非常全面。

这么小小的一块饼到底有什么神奇功效呢？这里面发挥重要作用的就是茯苓。中医认为，茯苓味甘、淡、性平，具有利水渗湿、和胃益脾、宁心安神的功效。善治脾虚、失眠、心悸、水肿等症，非常适合女性朋友以及老年人滋养身体。

关于茯苓还有一个很古老的传说：据说，古时候一个有钱的员外雇了一个叫小伏的长工，这个小伙子为人厚道，做事情勤快，后被员外的女儿小玲看上了。但是员外想要把自己的女儿嫁给一个富贵人家的儿子。小玲不愿意，就私自和小伏从家中逃走了。他们逃到一个偏僻的山村里，并在这里住了下来。小玲本身体质差，这样一折腾，就一病不起了。小伏在旁边悉心照顾，两个人生死相依。

这天，小伏到山中采药发现一只野兔，他用随身打猎的箭射了过去。那只野兔受伤后逃到松树边就不见了。小伏到了树下，发现箭插在一个圆球上。小伏拔起箭，发现那个球的表皮裂口处，白似番薯。他想这东西肯定很好吃，于是就把它带回家做熟了给小玲吃。没想到，小玲吃完后病就好了一半。于是小伏每天都会到山里给小玲采这种东西吃，后来小玲的病也渐渐好了。因为这种药材是由他们二人发现的，后人便把这个东西称之为"茯苓"。

茯苓因为这个传说而蒙上了一层神秘的色彩，《神农本草经》将其列为上品。此后，历代本草专著都沿用了《神农本草经》的提法，都认为茯苓"久服，安魂养神，不饥延年"。

吃茯苓的方法有很多，不仅单一局限在茯苓饼，我为大家推荐几种食疗的方法：

1. 对于慢性胃肠炎、营养不良性水肿、神经衰弱的人来说，日常生活中可以用其煮粥食用。做法极为简单，主要材料有白茯苓粉 15 克，大米 100 克，将这两种食材放在一起煮粥，食用的时候，再加入点味精、盐、胡椒粉，用勺子搅拌后就能吃了。每天早、晚分两次食用，具有宁心安神、健脾利湿的作用。

2. 对于由脾虚湿聚所致的水肿、四肢乏力、小便不利、腰膝酸软者，可用茯苓 60 克、黄芪 30 克，与磨碎的猪脊骨 500 克，放入砂锅内煮汤，汤好后加点盐调味即可。此汤具有滋肾强腰、健脾益气的作用。

3. 对于喜欢饮酒而心神不宁或经常失眠的人来说，可以选择茯苓酒。取茯苓 60 克放入密闭的容器中，加入一定量的白酒就可以了（不高于 45 度），然后在密封环境下放十天，就能直接饮用了。每天晚上喝上 1 两，有宁心安神、补脾益气的功效。

茯苓虽然是好东西，但要对症食用。比如说，本来体质较弱、津亏血少的人最好不要多吃茯苓；或秋燥季节，口干咽燥，并无脾虚湿困，吃茯苓会让躁动心情加重。

五谷加红枣，营养最全面

　　饭为百味之本，我们都是吃五谷杂粮长大的。五谷是指稻、黍、稷、麦、菽。稻是指稻米，黍是指黄米或玉米，稷是指小米，麦是指大麦、小麦、荞麦、燕麦等麦类，菽是指一般的豆类，如绿豆、红豆、黑豆、黄豆等。谷类作为我国最传统的粮食，几千年来在中国人的餐桌上一直都是主角，是传统的主食之一，在居民膳食当中占有极为重要的地位。

　　中医一直都秉承药食同源的原则，认为"食五谷治百病"。在《黄帝内经·素问·藏气法时论》之中记载："五谷为养……气味合而服之，以补精益气。此五者有辛酸甘苦咸，各有所利。"此说指出了五谷和五脏之气，经常吃有利于五脏顺和，气血和顺，防止各种病邪入侵。大家细心观察就会发现，经常吃五谷的人身体健康，很少去医院。"饭"吃得少或者不吃"饭"的人，大小疾病总是随身，而且精神要比同龄人差一些。这是因为，人以胃气为本，中医有"胃气则生，无胃气则死"的说法，而谷物是胃气的主要来源。在《本草纲目》中就写道："安谷则昌，绝谷则亡。"谷物主食能够有效维持身体健康，只有吃下饭才能保证生命得以延续。

　　要吃食物就必须保证吃得健康，食物搭配是一门学问。而红枣在古代就被列为"五果"之一（五果包括桃、李、梅、杏、枣），在我国食用红枣的历史非常久远。红枣一直都是天然的美容食品，具有一定抗衰老的作用。人们常说"天天吃红枣，一生不显老"。红枣不仅是美味的果品，也是一味滋补脾胃、补虚治病、养血安神、延缓衰老的良药。那一颗小小的红枣，在中医的方子里，经常会看到它的名字。《神农本草经》之中将其列为滋补佳品，在其中记载"安中养脾，助十二经。平胃气，通九窍，补少气，少津，身中不足……和百药"等功效，非常有助于身体内的气血循环。在民间，一直流传着"五谷加红枣，胜过灵芝草"的谚语，延续至今，人们仍旧喜欢这种营养搭配的方式。对于女性而言，将五谷与大枣搭配起来食用，既能美容养颜，又补养气血，还能抗衰老，真是女性养生佳品，您有时间不妨试一试！

七O、八O后的大多数女性饮食规律不正常，三餐不准时、不吃早饭、加班熬夜等。巨大的生活压力，使许多女性偏爱咖啡、快餐等食物。为了保持优美的曲线，一杯牛奶、几片饼干或两三个水果就是正餐了。多数人有着偏食、挑食的喜好，偏好吃某种食物，想吃多少就吃多少，有营养不喜欢吃的就不吃。许多人仅仅满足于单纯的吃饱就好，完全没有注意到营养搭配。一份快餐、一瓶纯净水、一瓶汽水或是一袋薯条，就是这样忽略我们的肠胃，时间长了，腹痛、腹泻就随之而来。现在能够静下心来吃饭的人越来越少，大吃大喝的过程中，食物不能得到充分的消化，极易引起腹胀、积食、消化不良的现象。脾胃虚弱、体内气血亏虚是大多数人的现状。

如果我们可以多花一点时间将五谷、红枣煮成粥，早晨或是中午喝上一两碗，有改善调理脾胃、补养气血的功效。具体做法是准备薏苡仁、粳米、红豆、黑米、绿豆各20克，红枣10枚，先以清水浸泡十五分钟。然后将准备的食材放入锅中煮，加入两三块冰糖，融化之后便可食用。您不妨多煮一些，放在冰箱里，想吃就能吃。最好每天煮一次，分早晚两次食用，每次吃的时候要热一下，即使是夏天也不能吃凉的，非常伤胃。

下面我们再具体说一说红枣对女性脾胃的作用。

对于处在花季的女性而言，认为衰老离自己很远很远。然而，突如其来的衰老，让女性朋友不得不正视这一残酷现实。早衰是当今女性所困扰的问题，许多女性才二三十岁就出现了四五十岁人才有的症状。

可能因为烦琐的生活以及工作的繁复，现代女性无瑕关心照顾自己的身体。起居没有规律，经常熬夜，是大多数女性所面临的问题。总觉得睡不够，一直没办法提起精神，身体疲劳乏力、反应迟钝、活力降低，这是匆忙上班族共有的问题。这些人感受最深刻的是"活得好累"！在惊慌不安的情绪中，发现头发无光泽甚至脱落，颜面憔悴。黑黑的眼圈、肿胀的眼袋或者眼角透露出即将衰老的信号。当某一天突然发现时，让女性朋友就此抓狂。

衰老虽然是不可逆转的自然规律，不过控制衰老的节奏却是"事在人为"。女性在 30 ~ 40 岁时是最容易衰老的，其实，在这一时间段内的"衰老"现象，并非是真正情况的衰老，而是一种"假性衰老"，如同初中生患的假性近视一样。在这一阶段内注重养护脏腑、保持体内气血充沛，就可以恢复以前的青春活力。如果还是保持着现在的生活方式，就像假性近视转变为真实近视，无法彻底治愈，这个时候就会提前过上"老年生活"。

调整生活方式是第一步，剩下的事情就是如何补益身体了。五谷加红枣也有"灌溉"五脏六腑、润泽全身的效果。做一套改善胃气的营养食品，应准备好一些粳米、薏苡仁、小米、燕麦、小麦、荞麦、玉米、黑米、黑麦、糯米、红米、莲米、绿豆、黑豆、黄豆、豇豆、红豆、黑芝麻、白芝麻等一些五谷食物原料。这些原料在超市都有销售，而且种类多样。每天煮粥时，按照"五色入五脏"的原则来搭配。红、黄、白、绿、黑色的食材各取出一小把，用清水浸泡 15 分钟；准备 8 枚红枣，洗净后切成两半；然后将所有食材放入锅中煮，煮成粥状，即可食用。胃火旺盛的人可以放一些冰糖，有去火、润燥、和胃的效果。

因为红枣味甘性温，体质燥热、湿热较重的人不要吃太多，以免造成便秘或火旺烧心。有腹胀或水肿的人多吃极容易胀气，或者使水湿积于体内，因此不适合吃太多，也不适合喝红枣水。如果一段时间内食用过多红枣，又没有及时补充足够的水分，还会导致蛀牙出现，因此在饮食方面要控制好食量。

主食，补气血的最佳选择

很多时候，养生其实就是从自己身边的事情做起，就是从身边最普通的事情上发现真理，而现代人却忽视了这一点，真不能说是小的损失！

大家都知道，气血流通是人体最为正常的功能。身体也像是一个极小的天地，有一个小循环，脏腑经络，气血流通，循环不息。只有我们的身体气血润泽充盈，生命才能旺盛，身体才会康健长寿。

现代人特别是城市人群大多数处于亚健康状态，每天朝九晚五地生活，不注重日常的饮食，工作压力大，又缺乏运动，过了一段时间就会出现腰酸背痛、神经衰弱、失眠、手脚冰凉等问题，为何会出现这样的问题呢？其实是我们体内的气血出了问题。

气血的作用就是支持、供养、调节脏腑的功能活动，假如我们体内的气血受损，就会影响到脏气的运行，脾胃升降及其枢纽作用都会受到限制，进而清阳之气不能散布，后天之精不能归藏，饮食水谷无法归于正常，污浊糟粕无法排出，接着就会发生多种病变。因此，想要脾胃健康、身体健康，我们做的第一件事情就是补益气血。

要补气血，我们就必须要知道气血从何而来。有的人感觉这个问题非常简单，血肯定是从心脏里来的。没错，但是这种认识是有误区的。因为我们的心脏只是管理血脉的，而并非是血液的源头。那气血之源在什么地方呢？我们说过了，脾胃为气血之源。中医里讲，胃主食，水谷精微进入胃部之后，通过脾来运化，将全部精华转为气血然后输给各个脏腑器官。可见，食物才是气血的源头。

我们食用什么样的食物会起到补气血的作用呢？《素问·平人气象论》中曾有记载："人以水谷为本，故人绝水谷则死，脉无胃气亦死。"这句话的意思是说，在我们的生活中，五谷应该是人的主食，而且五谷能够为身体补充气血。

历代养生家都非常推崇并且提倡"五谷为充"，在日常生活中要摄入一定量的主食。主食摄入不足，极容易导致肾气不足、气血亏虚。从中医的角度来看，发为血之余，就是说，头发的生长以及脱落，润泽与枯槁，主要依靠的是肾脏精气的盛衰以及肝脏分泌的营养液的滋养。

现在很多年轻人早早出现了衰退的症状，头发早脱或变白，这主要是肝肾中精血不足所致。最直接的原因就是脾胃为人体提供的主食营养不充足。

根据一家权威机构的最新调查，主食吃得少的人，胆固醇会增高，患上心脏病的概率高。另外一项调查显示，如果1周不进食面包、面条、土豆等主食，大脑的记忆力以及认知能力都会受到损害。显然，我们体内的气血就像维护汽车正常运转的汽油一样，而主食则是气血的主要材料。

　　生活中，有一部分女孩为了保持曲线美而节食，不吃东西，尤其控制主食的量，这样的做法其实是很不妥当的。有这样一位女孩子，平时为了减肥就不吃主食，饿了就用水果扛。前一年，这个女孩子还坚持跑步锻炼身体，但饮食上绝不碰米饭、白面等食物，单一吃一点水果，有时再喝点牛奶。的确，减肥很成功，她的身材保持得很好，可是却发生了另外一件事。她经常感觉头晕恶心，每天都不能安心进行工作，还经常感冒。后来到医院进行全方位检查，发现她患有缺铁性贫血。出现这种问题的主要原因是摄入主食的量过少。大米、白面当中淀粉的含量非常高，属于多糖能量密集型的食物，这些能量被摄取后，存在体内的脂肪中，从而引发肥胖，同时也会出现多种慢性疾病。事实上并不是这样，现代学的解释是：肥胖、糖尿病等都被称之为代谢病，吃的量要比消化完的多就是代谢病的根源。最后说一下能量平衡的问题，往往多吃多动的人，比少吃少动和不吃不动的人身体状况更好。从中医的角度来看，肥胖的原因并非是因为摄入过多的食物，而是因为脾胃运化失调所致。

　　我们可以参考一下居民平衡膳食宝塔，这个膳食宝塔共分几层，它的各层位置和面积的不同在一定程度上反映出各类食物在膳食中的地位和应占的比重。我们看，最底层、面积最大的是什么？是谷类、薯类及杂豆食物。底层其实就是营养的根基，根基若是过于单薄，整个宝塔怎么会稳固呢？这其中，谷类包括米、面、杂粮，薯类包括马铃薯、木薯、甘薯等。按要求，每人每天日常的摄入量应该在 250 ～ 400 克之间。日常生活中应多吃一些杂粮、豆类等主食，少吃那些精细加工的食物。

　　很多时候，养生其实就是从身边的小事情做起，就是从身边最常见的事物中发现真理，而现代人却不注重这些问题。

山楂虽小，调理脾胃最有效

对于山楂而言，那酸酸甜甜的味道，一直是难以忘怀的，记得小的时候我最喜欢吃冰糖葫芦。这种小吃在我小的时候只是过节时的专利，看到大街小巷随处可见的冰糖葫芦，马上就会让人感觉到浓重的年味——春节不远了！每到寒冷的冬季，正是山楂上市的季节。如今天气转冷后，超市里面就会推出成堆的山楂供顾客选择。

山楂又称红果，色泽红艳，果肉不多，不过酸味明显，吃一颗就能提神开胃。山楂不仅是食材还是一味药材，《本草纲目》中说山楂有："化饮食，消肉积，症瘕，痰饮痞满吞酸，滞血痛胀。"指出山楂能消食、除油去腻、活血理气、化瘀止痛的功效。

人们一到过年饮食是非常难以控制的，亲朋好友宴请不断，面对各类丰盛的宴会，想减少油腻都难。很多人过完节不仅对大鱼大肉过敏，而且引起了肠胃不适。一肚子的油水，使本来辛苦瘦下来的腰围慢慢撑起来，更有甚者患上"假日综合征"。

因为公司提前放假，万芳就回到东北老家待了两个礼拜，每天在家里基本上就是吃吃喝喝睡睡，或者参加朋友间的聚会。一日三餐的大鱼大肉，各种零食，从早到晚都没让胃肠休息过。家乡的各种美食都吃遍了，每天肚子都是鼓鼓的，整个人也胖了不少。假期结束后，万芳回到工作单位，可身体却出现了问题。整天都是饱胀感，什么都不想吃。有时候感觉肚子有些饿，可吃点就胀肚。万芳找到我，让我给开一些药来吃。

我建议万芳少吃些油腻、脂肪含量高的食物，这段时间多吃蔬菜和水果，同时每天吃些山楂，既开胃消食，又能将多余的脂肪消除掉。冬天生吃山楂会对胃部起到一定的刺激作用，有时候还会对牙齿有影响，我建议大家最好煮熟食用。将山楂洗净后，去核，放在碗里，加入两三块冰糖，放到蒸锅上蒸 15～20 分钟就好了。蒸出来的山楂颜色亮泽鲜明，味道酸甜可口。

在日常生活中，我们总会遇到一些令人气愤的事情。生气之后就会感觉身体不舒服，吃不下饭，睡不好觉。这也是中医常常讲到的"郁则气滞"。如果我们不能及时有效地调节体内气机，时间一长就容易出现"气滞久则化热，热郁则化火"的现象。所以，对于非常喜欢生气的人而言，脾气暴、火气盛，还会出现牙龈肿痛、长青春痘等一系列的上火现象。笑口常开，保持心情愉快，才能使气机调和、顺畅，身体康健。

山楂可以顺气、清火，生气的时候不妨多吃一些。山楂能顺气、消食化滞、活血化瘀，而山楂又是红色水果，红色入心，对于因为生气、动怒引起的心动过速、心律不齐也有非常好的疗效。

山楂不仅可以单独食用，还能配合花茶一起食用。喜欢喝花茶的朋友可将山楂与花茶搭配，调制成多种口味的饮品。春天是养护肝脏的最佳时期，气温变化反复无常，最容易导致肝脏疏泄无度了。脾脏气血不足，还容易患上感冒。在这个时候不妨喝一杯山楂金银菊花饮，这个茶具有醒脑明目、清热解毒、化瘀消脂的功效，对于风热感冒引起的眩晕、头疼还具有治疗作用，春季经常喝可以起到养护肝脏的作用。取生山楂 5 克、金银花 2 克、菊花 3 克，放入杯中冲泡，加盖焖泡十分钟，就能直接饮用了，喝完之后应该再次加水。

在炎热的夏季，我们经常会感到疲劳不堪、睡眠紊乱、精神不集中、食欲不振，这个时候不妨喝上一杯山楂荷叶饮，不仅可以解暑开胃，还能解湿去热，促进新陈代谢并达到减肥的效果。取生山楂5克，薏米仁3克，荷叶5克，放入锅中，加500毫升清水，以文火煮熟就可以了。在办公室里，也能直接进行冲泡。从中医的角度上来讲，花类多属寒性食物，而多数女性体质偏寒，因此，在用山楂配制花草茶时应该多加一些温热的食材，以平衡药性。需要记住的一点是，无论哪种花草茶都不适合长时间的饮用。

山楂还有减肥的功效。女性在追求美丽的过程中，节食或者吃药，都会对身体造成伤害。长期的运动，也很少有人能够坚持下来。既无痛苦又有效果的减肥方法，应该是合理膳食，制订好减肥食谱。我的朋友就是在"吃喝"中瘦了下来，她只是坚持了一个月，她的体重就由56公斤减到了49公斤。想要让自己的身材变得苗条，这个食谱是不可缺少的。

做之前准备好生山楂25克，大枣8枚，绿豆100克，红豆100克。将红豆和绿豆煮前用清水泡一个小时，红枣对半切开。将准备好的所有食材放入锅中，加1000毫升清水，用大火煮沸，然后用文火再煮20分钟，然后均分成两份，早晚各吃一份，每次都必须趁热吃下。在一个月内要保持良好的习惯，首先是每天早起喝上一杯蜜醋饮。

取30克蜂蜜和5克的白醋，用200毫升温开水冲泡，搅拌之后即可饮用。蜜醋饮能够清洗我们的肠胃，加速胃肠的蠕动，便于将体内的毒素全部排出。然后吃一份山楂枣汤当早餐。上午的时候尽量不要吃零食，如果肚子实在很饿，或者有点馋，在10点左右的时候可以喝一小杯脱脂牛奶，此时应该完全拒绝食物的诱惑！晚饭吃些水果和剩下的半份山楂枣汤，要在七点之前吃完，并且睡前不应该再吃任何的食物！我的朋友利用这个方法塑造出优美的线条，告别了之前的小肚腩，胳膊和肩膀也更加均匀。不仅减肥成功，而且皮肤也恢复了光泽，青春痘也少了。需要注意的是，千万不要因为肚子饿，就在午餐时暴饮暴食，这样会对脾胃造成很大的伤害。下午饿的时候适当吃些水果和坚果之类的零食，薯片、脆片、饼干之类的零食是需要杜绝的。

山楂虽然有开胃、瘦身的作用，但是从中医的角度来看，山楂只消不补。因此，脾胃虚弱和胃酸过多的人不可食用过多。《本草纲目》中说："（山楂）生食多，令人嘈烦易饥，损齿，齿龋人尤不宜。"身体健康者吃山楂也需要有节制，最好在饭后食用，吃两个即可。食用山楂鲜果后，最好漱漱口，以免对牙齿造成伤害。

科研机构曾经对我国居民常食用的 66 种蔬菜、水果进行了测试，发现蔬菜之中藕和山楂的抗衰老的功能是最强的。山楂理气活血、补心和胃、疏通经络，能增加心脏供血量，还有助于清除体内的毒素，降低血脂和血压。此外，无论是生食还是熟食山楂，都具有一定抗癌的作用。

小儿厌食症，山楂有奇效

对于不爱吃东西、消化不良的小朋友来说，多吃一些山楂对身体是非常有好处的。但是不要多吃，过量会对脾胃造成伤害。

与我们以前过的穷日子比起来，现在的孩子厌食的情况越来越多了。不少家长都向我反映过这个问题，有的家长说："我家的孩子什么东西都吃得少，每次吃饭都是全家人哄着吃。"还有的家长说："我家的孩子一吃饭，就喊肚子疼，但是零食却不停地吃。"这些问题让家长很担忧孩子的营养问题。

一般而言，孩子是很容易产生厌食的症状的。某些慢性病，如消化性溃疡、慢性肝炎、结核病、消化不良等都可能是造成厌食症的原因。但是，大多数小儿厌食并非是由食物引起的，而是由于不合理的饮食习惯、不佳的进食环境及家长与儿童的心理因素造成的。

从中医的角度上来讲，小儿厌食的原因主要与喂养不当有很大的关系。比如说，我们吃的食物种类过于单一。所吃的食物过于油腻肥厚，吃蔬菜少，暴食，偏食，饥饱无度，以致脾胃受损，运化功能失常。这时都容易导致儿童出现腹胀腹痛、烦躁哭闹、精神劳倦、身体变瘦、面色焦黄等问题。

记得几个月以前，一位母亲抱着自己的孩子来看病。孩子今年才一岁半，身体看上去并不是很健康，爱哭，近半年不怎么正常地吃东西，而且，他的手心脚心经常发热。在平常吃饭的时候，总是喜欢就着水，没有水的情况下就不会吃饭。而且在夜间，总是有盗汗的状况，还有时会出现闹肚子、发烧的状况，平时大便比较干燥。在仔细了解了孩子的状况之后，我就得出了基本的结论。

后来，我建议这位家长给孩子熬一些山楂汤服用。我将需要的材料和步骤简单地介绍给她：取山楂片 25 克，大枣 8 枚，将二者烤成黑黄色，加入鸡内金 2 个，放入适量冰糖煮水，每顿最好温服，每天 2～3 次，连续服用两天。另外，记住在这阶段不要给孩子吃甜腻辛辣的食物，多吃一点蔬菜和主食。即使孩子没有食欲，也要想办法让他多吃一些主食。过了两天后，孩子的家长给我打来电话，向我表示感谢，现在孩子的食欲比以前强多了。

在这里，我给大家介绍一下山楂消食的作用。《本草通玄》中曾经有记录："山楂，味中和，消油垢之积，故幼科用之最宜。"以前，孩子的食欲不振，父母就会给孩子吃点糖葫芦、山楂糕，这样做的主要效果还是给孩子开胃。

其实，除了这两种食物之外，山楂汤也能够对食欲不振产生疗效。当然，山楂汤不是随便用的，应该在专业医生的指导下用药。对于平时消化不良、不爱吃东西的孩子来说，适当吃一点山楂是有好处的。但是绝对不能多吃，多吃反伤脾胃。明代朱丹溪说过："山楂，大能克化饮食。若胃中无食积，脾虚不能运化，不思食者，多服之，反克伐脾胃生发之气也。"

儿童厌食并非是一两副药就能完全解决问题的，需要多方面配合，更主要的是家长应该培养孩子良好的生活习惯。孩子有时候会使小性子，不想吃饭，家长在给孩子做饭时，必须注意烹调的方法。吃食物最好选择细、软、烂的，易于消化吸收的。大家知道，脾胃非常惧生冷，孩子本身脾胃就虚弱，所以千万不要让孩子吃太多生冷的食物。

我再多啰唆几句，对于儿童厌食的问题，我们还可以通过按摩穴位进行治疗，可先揉足三里穴，再给小儿摩腹，最后就是捏脊背。

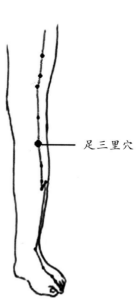

足三里穴

揉足三里的时候，最好用食指轻轻按揉，两条腿上的足三里穴都要揉，每个穴位按揉的时间在 3 分钟左右，时间不可过长。

对小儿摩腹时，可以在小儿吃奶或进食半小时之后进行按摩。家长先把手掌搓热，将一只手放在孩子的腹上抚摸，从腹部的右足三里穴下方做顺时针的摩动，用力要轻柔，稍稍带动皮肤就可以了。速度不要过快，每分钟 30 下，按揉时间在 5 分钟左右即可。

捏脊时，先让孩子趴在床上，家长用双手的拇指和食指轻轻捏起孩子脊背上的皮肤，轻提，然后轻放，如此反复，从下方往上方提，将脊背上的皮肤全都按揉一遍。一般 2 遍即可，每天做 1 次或者是隔一天做一次。

先对小孩的足三里进行按摩，再摩腹，最后捏脊椎，最好是睡前做，此套动作最适合脾胃气虚而引起的厌食症。患有脾胃气虚型厌食症的孩子，大多数都是面色萎黄，神疲乏力，大便常有未消化的食物残块。

除了饮食和经络按摩外，还要保证孩子睡眠的充足，适量的活动，良好的心情……这些虽然都是很小的事情，但是却可以起到很好的效果。

春天食用银菊蜂蜜糯米粥，养颜保脾胃

春天象征着生机勃勃，万物复苏，日照量增加且气温上升，这时人体在冬天所积累的废弃物大量的排出，皮肤新陈代谢的速度也在不断加快。不注重养护脾胃，皮肤无法自由呼吸，就容易出现皱纹，在触摸时就会感到褶皱，肤色暗沉，有黑眼圈，好像是早晨起床没有洗漱一样。重视脸部清洁是非常重要的事情，洗脸只能将面部的污垢清除，而肌肤深层的"垃圾"并未被彻底清除。尤其是当皮脂腺分泌增加时，面部的"痘痘"就会冒出来。

《千金方》中记载："春七十二日，省酸增甘，以养脾气。"其主要意思是在春天少吃酸味的食物，适当多吃些甜味的，以帮助养护脾脏气血。我给大家介绍的银菊蜂蜜糯米粥有补气血、嫩皮肤、美容颜的功效，可有效加快新陈代谢，顺利将废物排出体外，适合皮肤粗糙、起皱，面色暗沉或长痘的人食用。

具体制作方法是，准备银耳 10 克，菊花 5 朵，糯米 50 克，蜂蜜适量。先将银耳以温水泡开，撕成小块；将糯米、菊花清洗干净。将菊花、银耳与糯米同时放入锅中加热，加入适量清水，用武火煮沸后，然后用文火再煮二十分钟，最后放入适量的蜂蜜就完成了，搅拌均匀即可。这道粥味道可口清甜，不仅能够让肠道变得轻松，而且养颜护肤。尤其是对女性而言，这可是春季养生最好的福音。曾经有一位女性朋友向我问诊，主要是春天脸上出现了很多小痘痘，这让她非常的苦恼。

她用了很多的方法治疗这些痘痘，但是效果都不理想。向我寻求帮助的时候，我就把这道粥的制作方法告诉了她，让她回去试一试。没有想到，这道粥的效果非常明显，吃了两个礼拜，脸上的痘痘就少了很多，而且人也精神了。现在一直在喝，痘痘的数量还在减少。

夏日常吃红枣糯米粥滋阴降燥

夏日气温高，紫外线极为强烈，对人的皮肤容易造成损伤，出现干燥脱皮、发痒敏感等症状。再加上我们总是在空调房中进出，气温时凉时热，非常容易让体表的水分蒸发掉，皮肤发干。对于皮肤非常敏感的人而言，夏天是一个敏感的季节，由于气温上升、湿度升高，脾脏气血较为虚弱。蚊虫叮咬、凉席应用、汗液等会让人遇到非常烦人的皮肤过敏问题。

面对炎热的夏季，补养气血，主要目的就是保持皮肤的气血平衡，提高皮肤的预防能力。常言道：一日吃三枣，一辈子不老。关于红枣美容养颜的功效还有一个美丽的故事。传说很早以前，一个山村里有一个叫作青姑的女子，虽然年纪将近五十岁了，依然亭亭玉立，容颜靓丽。主要的原因就是经常吃红枣。红枣入脾、胃二经，有补中益气、养血安神、解毒的功效，常食不仅补养气血、驻颜美容，还能极为有效地应对各类皮肤过敏。将红枣、糯米洗净后放入锅内，清水适量，煮成粥，加入冰糖之后就是一道极为美味的红枣糯米粥了。

秋食百合糯米粥能够健脾养胃

经过炎热的夏季之后，我们的皮肤都被晒黑了，加上秋燥，皮肤非常缺乏水分，更显得一脸暗沉，毫无光泽，因此美白补水成为都市女性的护肤重点。想要肤色均匀或者由黑转白，皮肤润泽，其实最好的方法就是食用百合糯米粥。准备糯米和百合各50克，洗净后放入锅中，煮成粥就可以了。百合糯米粥润口香甜，有护脾养肺、理气润燥的功效，不仅能使皮肤更加水嫩光滑，还能解除心中的烦恼，对于失眠问题还有缓解作用。

在煮糯米粥前，最好将糯米置于冷水中浸泡半小时，让米粒膨胀开，这样可以缩短熬粥的时间。另一方面，用勺子搅拌时沿着一个方向，熬出的粥口感也好。用武火煮沸之后再用文火进行烹煮,适当搅拌几下。用文火再熬上 20 分钟,开始不停地搅动,持续十分钟,会发现粥的颜色非常的鲜嫩。还有一点应该注意,由于糯米黏滞,吃太多就会不消化,因此吃糯米的时候要控制好量。

糯米作为一种温热的滋补品,身体发热、脾胃湿热、患风热感冒的人不适合食用过多。由于糯米黏滞,难于消化,一次不要吃太多。

脾胃虚弱引起的消化不良、胃部胀满的人,吃糯米的时候更要慎重。糯米有收涩的作用,气滞、气结、气郁和有血瘀证的人应忌食。

冬天尝尝暖胃的党参桂圆糯米粥,让嘴唇不再干裂

对于脾胃虚寒的人而言,到了冬天,那是真受苦了。天天都会感觉非常冷,总是手脚冰凉,寒冷的时候还伴随着腹痛腹胀。对于爱美女性而言,面部常出现的问题就是皮肤干燥,往往一个冬天过后,就看到脸上多出了很多小细纹。尤其是嘴唇,由于没有毛孔和汗腺,无法分泌油脂,这个位置是最干燥的。当嘴唇被风吹得已经干裂时,很多人会下意识的舔嘴唇,结果越舔越干,到最后可能会脱皮,而且非常疼痛。

大多数人采取的应对方式是多喝水、擦唇膏,虽然这样能够让干裂状况得到缓解,不过要想拥有水水润润的双唇和润泽的肌肤,内部护理还是非常有必要的,我给您推荐的党参桂圆糯米粥就是不错的选择。党参桂圆糯米粥可以起到健脾暖胃,润燥活血的作用,干燥寒冷的冬天经常食用,

不仅全身都会暖和起来，也会让您的小脸变得红扑扑的。准备党参 10 克，桂圆 20 克，糯米 50 克；将桂圆去壳、去核，党参放入砂锅，放清水煎煮两次，每次加 500 毫升清水；最后将两次所煮的汁液合并在一起，把糯米和桂圆放入药汁中，先用武火煮沸，再用小火煲半个小时就可以食用了，效果非常明显。

有个好睡眠，
好梦不断

第四章 养眠：调理自然，内外通补保健康

失眠是由多种原因导致的

睡眠对于人类来说，与食物、水以及空气都是一样的，是人们生活中必不可少的一部分。晚上休息得好，第二天人就精神饱满，做什么事情都有信心；休息不好，整个人都显得没有精神，垂头丧气的，让人感觉毫无生气。如果长时间处于睡不好的状态，还会引发多种疾病。因此，也有人说，睡眠对于我们的健康而言，与心跳、呼吸有着同样重要的地位。

睡眠的节律被搞混乱了，很难入睡或者不能保持睡眠的状态，就称为"失眠"。

出现失眠的问题是多种多样的，可能是由身体、精神以及心理等因素引起的，主要表现为入睡困难，总是醒得很早或是突然醒来。

一般来说，根据每个人失眠时间的差异，失眠可以分为三种：第一种属于短暂性的失眠，也就是说失眠的时间少于一周；第二种是短期性失眠，失眠的时间在一周到一个月以内；第三种就是慢性失眠（长期性失眠），即发生失眠的时间在一个月以上。在这三种失眠类型中，暂时性失眠和短期性失眠自身通过调节就可以得到改善，一般经过 2 到 3 周的时间，患者的睡眠状态就能恢复正常。可是当失眠症状持续并超过 1 个月，其实就是

患上了慢性失眠症。

有不少人的睡眠质量较差，晚上难以进入梦乡，可是却不知道其中的原因。

引起失眠的原因很多，相关专家将其分为五类：身体、生理、心理、精神疾病、药物。因为他们的英文第一个字母均为 P，所以将失眠原因总称之为 5 个 P。

因身体疾病造成的失眠

主要可以导致失眠的病症有骨关节病、肾病、关节炎、甲状腺功能亢进、心脏病、哮喘、溃疡病、睡眠呼吸暂停综合征、高血压、肠胃病、夜间肌阵挛综合征、脑疾病等。

因生理造成的失眠

随着环境发生变化，我们的生理也会随着改变，如乘坐车、船、飞机时睡眠环境的变化；卧室内强光、噪音、过冷或过热都非常容易陷入无法入眠的状态。有的人对环境的适应性强，有的人则非常敏感、适应性差，环境一改变就感到心神不安，彻夜难眠。

心理因素导致的失眠

心理因素主要是受到负面情绪的影响较大，比如说情绪焦虑或低落、心情抑郁等，都会出现失眠的症状。当生活中遇到了困难以及挫折，未遂的意愿及社会环境的变化等，都会通过人的心理反映到生理上，导致神经系统的功能异常，造成大脑的功能障碍，从而难以入睡，形成慢性失眠状态。

服用药物和其他物质引起的失眠

有一类人群服用了中枢兴奋药物也会引起失眠,如减肥药苯丙胺等。长期服用安眠药,一旦停药不用,也会出现阶段性的浅睡眠的症状,此时更容易做噩梦。

茶、咖啡、可乐类饮料当中有令中枢神经兴奋的咖啡因,晚间喝太多也会引起失眠。酒精对人的睡眠结构进行干扰,使睡眠变浅,一旦将酒戒掉也会发生戒断反应,从而引起失眠。

对失眠的恐惧引起的失眠

有的人非常重视睡眠质量,认为睡得好,身体就健康,睡得不好,身体就会出现各种各样的问题。这种对睡眠的过分迷信,极大地增加了睡眠时的压力,从而出现失眠的问题。

我们难免有睡不好的时候,但有的人对于暂时性的失眠过于担心,每当睡觉的时候,就会条件反射地恐惧,总是自我暗示要睡好,反而使人更难以入睡。时间一长,也就转换成了慢性失眠。

健康睡眠,必须把免疫力提高上去

免疫力可能大家都听说过,人人都知道其含义,可是真正详细的解释却是非常晦涩的。但是只要你清楚,免疫力是我们身体的一道屏障,能够有效对抗身体的病变，正常生理的衰老、死亡以及识别和处理体内突变细胞和病毒感染细胞的能力就可以了。总之，要知道免疫力是保护我们身体不生病、健康长寿的保护墙就可以了。

"免疫"这个词汇，最早出现在中国明代医书《免疫类方》中，指的是"免除疫疠"，其重要含义是防治传染病，与现在所讲的免疫力有一些相同的意思。可见免疫力在我国中医研究史上早已被人所关注，而且有着独特提高免疫力的方法。

睡眠可以影响我们的免疫力，"健康的体魄来自睡眠"，这是科学家最新的研究结果。

科学家实验证明，人在催眠的时候，并且保证充足的睡眠时间，其血液中的 T 淋巴细胞和 B 淋巴细胞都有明显的升高。淋巴细胞正是人体免疫力的大将，意味着机体抵抗疾病侵袭的能力加强。而催眠方法有助于增强淋巴细胞，从而提高人的免疫能力，并且很多的医学家提出，今后临床上可以用睡眠和催眠的方法辅助治疗免疫力低下的患者。

科学家还发现，被催眠术催眠的人员，在日常生活压力方面可以表现出更强的自信、自尊和独立处事能力。这一结果表明，恢复睡眠就能收获良好的心情，获得健康，并有助于免疫力的提高。所以我们必须保证每天七到八个小时的充足睡眠，如有条件，中午最好进行半个小时的午休，这样更有利于我们保持健康的体魄。

上面所说都是通过科学实验证明睡眠作用于免疫力。下面我就举个例子阐述睡眠对于免疫力的重要作用，并且从中医的角度来阐述一下充足睡眠对免疫力的重要性。

前不久，我接诊了一位感冒患者。他是一位计算机程序员，很优秀，受到经理的器重。虽然工作非常忙碌，但是待遇都很不错，家庭、工作环境也都很好，并且天天吃各种保健品，做各种保健按摩，还有专人照顾着，帮他搞定生活中的诸多琐碎事务，简直是享受了最高级别的待遇，可是他总是感冒，经常出现一些小毛病。他感到很纳闷，觉得自己一直是重度保护着身体，可是为什么总是出现小状况呢？

对其情况基本了解后，我就询问他："晚上睡眠怎么样？"他说："不是很好，因为工作忙，每天睡眠的时间只有三四个小时，不过，公司给我提供了休息的场所和辅助睡眠的设备，比如我有两个 24 小时助理，休闲的时候，工作人员会给我做调理，保证睡眠时间，并且公司的沙发和椅子，都能起到放松、按摩的作用。"

我说："虽然你的睡眠硬件都很好！可是你并没有因为这些而真正进入睡眠状态呀，这样也会影响你的睡眠质量，免疫力低下，你也就非常容易生病了。所以，你现在什么现代化的配备都不需要，只要保证 8 小时的充足睡眠，每天晚上最好在 10 点前入睡。你试 3 个月后再看。你现在应该做的事情就是向你的公司和家人申请，每天让你睡足 8 小时，不用吃任何的保健品！只要有充足的睡眠就足够了！"

听我这么说，这位精英回家起草了申请书，让自己的睡眠权利得到保证。我非常认同他的做法。

我们已经不难理解，睡眠对于我们免疫力的提升作用。前面我提到了免疫力很早就被古代医家所提出，并且有着一套独特的提升免疫力的方法。那么从中医的角度来讲，睡眠是如何援助体内的免疫大军来提高自身抗病能力呢？我们大家一起了解一下。

首先，人由五脏六腑组成，五脏六腑好安眠，气血平衡，免疫力就能得到提升。

五脏六腑是人之根本，藏精、生气、养血、生津……人体的气血通畅、充盈，就能达到增强脏腑功能的目的，换言之，人体五脏六腑健康，人的元气气血才更加的充足，活动力强，对于人体的有利作用更强，使人体各种机能得到保护，使卫气可以更好地抵御外邪的攻击，所以这就从根本上援助了体内的免疫力，给身体修建了一道健康长城。睡眠是五脏六腑"休养生息"的重要方法，所以健康睡眠是为免疫力大军提供粮草的重要举措。

其次，健康睡眠应该符合规律，阴阳平衡身体康健。

在中医中倡导阴阳平衡，只有阴阳平衡，万物才能按照正常的轨道运行，人只有阴阳平衡，才能长久地活在天地之间。

我们可以举一个很简单的例子，白天植物通过光合作用吸收营养，夜里生长，所以夜晚在农村的庄稼地里都能听到庄稼拔节的声音。人类和植物同属于生物，细胞分裂所处的时间也大致相同，错过了睡眠的最佳时间，细胞的新生远赶不上消亡，免疫细胞也会受到破坏，人就会出现早衰的现象或是患上其他疾病。所以人要顺其自然，应该遵循太阳的规律，即天醒我醒，天睡我睡。这样才符合自然阴阳的规律，白天属阳，人要多活动，用宝贵的时间工作、学习，多干活。夜晚，阴气重，此时应该及时休息，可以养护阳气，使阴阳相互交合，这样才能保障免疫力的供给。

古人把一天分为 12 个时辰，每个时辰和我们的五脏六腑以及经络都有着非常密切的关系，在这 12 时辰当中，每一个时辰都有一个经、一个脏腑值班，所以，我们要针对每一个不同的时辰对不同的脏腑进行保养。依照次序锻炼经络才能符合气血盛衰和经络运行的规律。而保证健康、充足的睡眠，可以使当令的脏腑得到滋养，有助于气血运行和经络运行，有助于脏腑功能强健，保证阴阳平衡，使抵抗外邪的能力增强，人体的免疫力自然就强大无比了。

所以，我们保证充足的睡眠，不仅要睡足时间，质量也是非常重要的，尤其要"先卧心，后卧眠"，睡前应该将心头所有的烦恼抛掉，精神上要尽量放松，放下一切杂念，清心安宁地躺着，使大脑变得空灵虚静，自然走向梦乡，随后将眼睛轻轻闭上。

如果睡而不眠，甚至是整个夜晚都无法入眠，即使睡眠时间再长，也消除不了疲劳，恢复不了体力，更不要说对脏腑的养护，提高抵抗力就成为一句虚言。所以只有"先卧心，后卧眠"，即先睡心，后睡眠，遵循睡眠的基本顺序，才能达到"益人气力"的目的，才能更有利于支持身体的免疫大军，增强身体抵抗力。

千万不要让服用安眠药成为习惯

总是提到失眠，很多人心中就会想：这么说失眠，那么什么样的睡眠才算是好的睡眠呢？这里，我提供一个标准。

1. 入睡很快，在 10 分钟左右就能进入睡眠状态。

2. 睡眠深，不容易醒过来。

3. 无起夜或很少起夜，没有被惊醒的情况，醒后很快忘记梦中的事情。

4. 起床快，早晨起床之后精神非常好。

5. 白天头脑非常清醒。工作效率高，不感到疲劳。

有了这样一个标准之后，很多人就会根据这个标准对照自己的睡眠情况，一发现有不对，心里就惊慌了，生怕自己会患上失眠症，在睡觉之前就服用一粒安眠药，好让自己睡安稳。

但事实上，这样做是不可取的。安眠药并不是解决失眠的好办法，一两次的失眠并不能说明什么问题，遇到是很正常的事情，而长期的失眠也最好不要频繁的服用安眠药。

据研究发现，有至少一半以上失眠患者是由焦虑症、抑郁症等精神疾病引起，15% 是由甲亢、冠心病以及用药等方面的原因而引起，还有 10% 由呼吸暂停综合征等引起。真正的原发性失眠只占失眠症患者的 15%，所以对于失眠问题，并非是一两片安眠药就能搞定的。

当你向医生倾诉你的痛苦时，大多数并非专业医生并不知道这一点，只要病人来诉说失眠的痛苦，他们就会向病人推荐安眠药。只对症不对因，其结果就是病人失眠问题没有得到解决，吃药就能睡，停药之后要比以前更痛苦，久而久之，就会形成恶性循环，从而有了药物的依赖性。

目前，市场上治疗失眠的药物可分为：成瘾性、长效、短效。成瘾性与长效的安眠药均对健康有隐患。短效的即药物的半衰期在 5 小时以内，服药后药物 5 小时内便排出体外，次日早晨病人醒后处于清醒状态的，是最为理想的促进睡眠的药物。

临床上用于治疗失眠的药物是安眠药，以苯巴比妥一类的药物为代表。这种药物能直接阻挡外界的各种刺激冲动传入大脑神经中枢，使没有获得刺激的神经细胞逐渐进入抑制状态从而进入睡眠，说白了就是抑制中枢神经系统以引起类似于生理性的睡眠而催人入睡，副作用也是相当大，服用之后出现不适应并且药物药性并不稳定，因而医生改为开安定类药物。

最早的安定品种较为单一且安全度高，其作用主要是安定神经而非催眠，因此有很多医生治疗失眠常以安定代替安眠药。安定的作用是镇定、镇静，所以这类药物称为"镇定药"。镇定药与催眠药的基本性质相似，只是在程度上有差别而已，所以药理学上把催眠与镇静归为同一类治疗失眠的药物。

目前市场上的安定类药品，可通过现代技术手段构造分子结构，其药性已经变得十分强大，应用范围也在逐渐地扩大，但是副作用也相应增加。例如个别体质不宜服用安定的患者不仅不能入睡，反而易于兴奋，会出现多语、睡眠障碍、幻觉等症状，极容易出现更为严重的药物性失眠，可以说是适得其反。

对人体损害更大的是催眠镇静类药物在发生作用和完成任务后，想要从体内排出，就必须经过肝脏的解毒，然后再经过肾脏排出体外，如此一来，这一类药物会极大地增加脏腑器官的负担，严重时甚至可能导致肝肾中毒，影响到肝肾的功能。所以，肝肾功能不良者，在服药以前应该遵医嘱。

我们都知道，朋友以及医生都会给出忠告，不到万不得已不应该求助安眠药。如果是因为时差、亲友过世、身体病痛等造成的暂时失眠，那么几个晚上甚至几个星期的短期服用失眠药物是可以的。因为这些情况下，安眠药可以预防从短期失眠恶化成长期失眠的问题。

但不管怎么样，在决定服用安眠药的时候，都不应该放弃改变那些影响失眠的思想与行为。应该最大限度地降低对药物的依赖性，以下是几点服药原则：

1. 药剂量要最低，两三个星期后应该停止，最多不能超过四个星期；

2. 间歇性服药，只有在连续两晚无法入睡的情况下服用，绝不连续服用，这能保证你每星期吃药不超过两次；

3. 绝不增加剂量或超过医生的指示，并一定要服用半衰期较短的安眠药。

我们都知道"是药三分毒"，如果将治疗失眠的所有希望放在安眠药上，是一个重大的错误。其实，在现代社会，失眠是一种较为常见、易高发的疾病。大多数失眠完全可以通过患者的自我调理、改良作息规律来医治。失眠患者不要有过多的心理负担，以平常心来看待，否则越是紧张、越是强行入睡，结果就是越不能入眠。其次要找出并消除失眠的原因，对因疾病引起的失眠症状，要及时到医疗机构进行治疗，不能认为失眠只是偶尔的小问题，算不了病而延误治疗的最佳时机。

总之，病理学方法医治失眠是"治标"，心理学方法医治失眠才是"治本"，只有两种方法共同使用才能从根本治好失眠。

失眠者请对号入座，寻找自我修补方案

我在接诊的时候会遇到不少失眠患者，见到我的时候都会说自己害怕吃安眠药，安眠药的副作用相当大，万一身体对药物出现了抗性，越吃越多，毒素在体内不断地积累，积累到一定程度就会诱发身体不适。

相对来说，中医疗法的副作用还是比较小的。

我们都知道，中医需要根据病人的具体情况治疗疾病，就是辨证施治，针对人体的各种症状给出不同的药方。总体来说，可以分为以下几种。

一、心肾不交

中国古代非常推崇睡子午觉，要练子武功，所追求的养生法就是心肾相交。心肾相交是身体最和谐的一种状态，能够让人体生机勃勃。如果一个人每天睡眠时都超过晚上 12 点，甚至到凌晨 1 点还不睡觉，白天也不睡觉，那么心主火在上，肾主水在下，在子时心火下降，肾水上升，水火相济，得以维持人体正常的水火、阴阳平衡。水亏于下，火炎于上，水不得上济，火不得下降，心肾无以交通，所以心火上升而无法入眠。

那么，我们应该做的事情就是让心肾相交，在这里为大家介绍一种以黄连、肉桂为主要材料的交泰丸。交泰丸出自明代韩懋的《韩氏医通》。这个方子中的黄连清心降火为君，少佐肉桂，以引火归元，共达水火既济、心肾交通之功效。《四科简要方·安神》篇当中说："生川连五钱，肉桂心五分，研细，白蜜丸，空心淡盐汤下，治心肾不交，怔忡无寐，名交泰丸"，指出了方剂中黄连与肉桂配伍的比例为 10∶1。

若是感觉上面这个方子的药力不够，还可以与黄连阿胶汤合用，这道汤中有黄连、黄芩、阿胶、白芍、肉桂、鸡子黄等，都有镇静安神的作用。有的患者以心阴虚为主，可用天王补心丹；肾阴虚为主者，可用六味地黄汤加夜交藤、酸枣仁、远志等熬制成汤药服用。

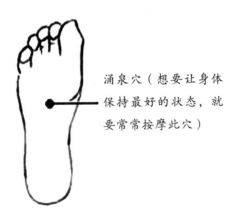

涌泉穴（想要让身体保持最好的状态，就要常常按摩此穴）

此外，对于失眠症状较轻的患者，每晚睡觉前用热水泡脚，边泡还可用手按摩足底，左右脚不断交替用力按摩。涌泉穴为足少阴肾经的井穴（肾经之气所出，如水的源头），用热气熏它，并按摩它，有滋阴降火、引火归源的作用，对心肾不交型失眠症状具有显著的疗效。

二、肝郁血虚

中医认为，"肝气虚则恐，实则怒。心气虚则悲，实则笑不休"。简单而言，就是人受外气之后不能发泄出来，总是自生自气，就容易肝气郁结，即使睡着了，也容易多梦受惊，平时脾气容易急躁，容易大动肝火，这是肝气郁结不能舒缓所致。

遇到这类情况，我们的主要做法就是疏导肝气，补足血气，清肝泻火，可用酸枣仁汤加柴胡。其配比是：知母 9 克、川芎 6 克、茯神 12 克、柴胡 12 克、甘草 3 克、酸枣仁 9 克。这个方子中，酸枣仁养肝血、安心神；川芎调畅气血，疏达肝气；茯神、甘草宁心；知母清热除烦；酌加柴胡都能起到疏肝解郁的作用。

有些患者因为血虚肝热而失眠，宜用琥珀多寐丸（琥珀、党参、茯苓、远志、羚羊角、甘草）。若是肝郁化火者，宜用丹栀逍遥散（白芍药、茯苓、当归、白术、柴胡、甘草、煨姜、薄荷、丹皮、山栀）加忍冬藤、珍珠母、夜交藤、柏子仁之类。

三、肝胆两虚

肝藏血，主疏泄，对气血津液的生成、输布和代谢有重要的影响。《黄帝内经》里说："人卧则血归于肝。"

从中医的角度来看，失眠分为虚证和实证，而肝胆两虚显然是虚证。肝胆两虚是不可忽视的，张仲景曾用酸枣仁汤治"虚劳虚烦不得眠"，这也是从肝郁血虚入手，而《本草经疏》中说："病后不得眠，属胆虚"。

因此，我们利用传统中医知识，进行补益肝胆，安神养血，可以服用酸枣仁汤和真珠丸。酸枣仁 9 克、龙齿 12 克、柏子仁 12 克、真珠母 12 克、茯苓9克、犀角3克、地黄9克、川芎9克、甘草3克、知母9克、当归9克、人参3克、沉香3克。在这个方子当中，酸枣仁汤有补益胆虚之效，真珠丸具有镇胆虚之惊的功效，二方共达补益肝胆，养血安神的作用。若失眠症状是由于胆气虚弱所致，则可选用参胡温胆汤（党参、枳实、麦冬、柴胡、茯苓、橘红、香附、桔梗、半夏、竹茹）。（注：这里的酸枣仁是指炒酸枣仁。）

四、心脾两虚

失眠的人入睡困难，睡觉时经常做梦，易醒，醒了之后就更难入睡了，或者有心悸、神疲、乏力等症状，这是非常典型的心脾两虚。这一类人多数为劳心过度，伤心耗血而引起的气血不足，气血不足就不能补足精神，从而导致人无法入眠。

想要治好这一类的失眠患者，就要补益心脾，养血安神，建议您试一试归脾汤。其构成药材包括：党参30克、龙眼肉12克、黄芪18克、白术8克、木香6克、当归12克、陈皮6克、酸枣仁18克、茯神15克、远志15克。方中党参、黄芪补心脾之气，当归、龙眼肉养心脾之血，白术、木香、陈皮健脾畅中，茯神、酸枣仁、远志养心安神，起到补益心脾、安神养血的功效。

如果是患者心血不足，可加白芍10克，熟地、阿胶珠各12克，帮助心血调养；如果是不寐较重者，酌加五味子12克、柏子仁15克，有助于养心安神，或加合欢皮12克，夜交藤、牡蛎龙骨各30克，可以起到安神镇静的作用；如果是兼见脘闷纳呆，苔滑腻者，加半夏、厚朴各10克，茯苓15克，陈皮12克，还可以化痰、理气。

五、阴虚火旺

有一些失眠患者在失眠的时候，常常表现出心烦、入睡困难，同时兼有手足发热、盗汗、口渴、咽干等症状，这是非常典型的阴虚火旺的失眠症状。

我们传统医学治疗这一类失眠的主要宗旨是滋阴降火，清心安神。对于此种情况可以适当服用一些黄连阿胶汤。其主要构成药材包括鸡子黄2枚、阿胶9克、黄连3克、黄芩9克、白芍9克。水煎2次，阿胶烊入，用生鸡子黄调入药汁，分2次温服。这个方子中，黄连、黄芩降火，白芍、阿胶、鸡子黄滋阴，几者相互调剂则可安神镇静。

六、心虚胆怯

很多人失眠是因为受到惊吓而无法安然入睡，即使勉强入睡也极容易被惊醒，整天精神恍惚、心神不安、胆怯恐惧，这些表现都是胆怯心虚的症状。

因此，我们治疗的宗旨是安神定志，最好选用安神定志丸。其配比是茯苓15克、龙齿30克、人参6克、茯神、远志各10克，石菖蒲12克。在这个方子中，人参益气，龙齿以镇惊为主，配茯苓、茯神、石菖蒲补气益胆安神。几种药材共用可以起到镇惊益气、定志安神之功效。

在上面我们总结了影响睡眠的几个方面，还有很多具体的原因不能一一讲解。我只能说，归根到底，失眠与心理有着极为密切的关系，开心、宽心、放心，那么失眠也就从此告别了你的生活。

胃部疾病，也会影响睡眠质量

前面我们提到了养胃的重要性，其实在中医里面还有"胃不和，则卧不安"的说法。这句话的出处是《素问·逆调论》："阳明者，胃脉也，胃者，六腑之海，其气亦下行，阳明逆不得从其道，故不得卧也。"《下经》曰："胃不和则卧不安。"其主要意思是，一个人的饮食出了问题，会造成人的脾胃失调，由此引发失眠。中医认为，从五行生论，脾为心之子，脾胃相表里。因此，脾胃功能失调，胃气不能受制，极容易导致腹痛腹胀的问题，更有甚者会出现恶心或呕吐的情况，还有一部分人出现便秘的问题。

大家常说"人活一口气"，其实这口气不仅是用来睡觉的，同时是用来消化所吃的食物。如果晚上吃得过多，气就会受到中焦阻隔，阳气无法输送到大脑之中，继而引发失眠。在古代养生术上提倡过午不食，就是说一天只两餐，上午九十点钟吃一顿饭，下午四五点钟吃一顿，晚上就不可再吃。作息时间按照太阳的规律，日落而息，所以那时候的人睡眠都很好。

记得是去年春酒的时候，还没过元宵节，一位将近 50 岁的女士带着女儿到我这里就诊。仔细询问一番，才知道女儿自从结婚到北京，有一年多没回家见妈妈了。终于盼到了过年，于是就把母亲接到北京来住。爱母心切，女儿给母亲准备了丰盛的食物，换着花样的招待母亲。

就这样过了一个月，这位妈妈发现自己的饮食得到了极大的改善，睡眠质量却大大下降，每晚睡眠的时间只有两个小时，其他时间都是在床上辗转反侧。更让她害怕的是，出现了头痛昏沉、记忆力减退、脘腹饱胀等症状，总是想吐。前两天，她到医院帮母亲开了一点维生素 B1、维生素 C 以及柏子养心丸，但吃药之后症状还是没有改善。

我仔细观察了她的舌苔，红苔黄腻，脉弦滑而数，大便黏滞，再根据其个人的症状，属于中焦湿热，胃气不和。于是，我给她开了个方子：黄芩、藿香、佩兰、黄连、厚朴、枳壳、姜半夏、竹茹各 10 克，苏叶、白蔻各 8 克，六一散 20 克（包煎）。用水煎服每天服用一剂。另外，我建议她饮食上千万不要大鱼大肉，吃点粗茶淡饭就好了。

5 天之后，母女再一次来到我的诊室，满脸笑容地告诉我，现在睡眠好了很多，之前胃胀、恶心以及头昏眼花等症状都得到了改善。于是，我又给她们拿了点调理的药。之后，她们就没有再来过。

根据我的行医经验，因为"胃不和"而导致"卧不安"，睡眠时好时坏，没什么规律，并且使用安眠药效果也不佳。到了西医那里，往往诊断的结果是神经衰弱，结果越治越严重。因为服用安眠药、养神药，虽然能够暂时缓解失眠的问题，但是治标不治本，所以要想解决睡眠障碍，我们必须从影响失眠问题的直接原因下手。

日常生活中，大家要注意饮食平衡，少吃油腻的食物。在这里，我给大家两个建议，让你告别"胃不和，则卧不安"所带来的困扰。

一是晚餐必须注意"七七"原则，即晚上 7 点以后或者睡前 3 小时千万不要进食，饭量最好是七分饱。配菜最好以清淡为主，避免高油脂的肉类以及蛋糕点心，尤其是上了年纪的老年人。

二是晚饭后千万不可立马休息，稍微走一走，对于消化非常有好处，我们不是常说"饭后走一走，活到九十九"。

子时之前应睡着，胆气方能最旺盛

中医所讲的睡眠方法与西医所讲的睡眠相对论有一定的共同之处，中医养生学也强调子时和午时是最佳的睡眠时间。在这两个时间段内睡觉称之为"子午觉"，中医认为睡好"子午觉"是我们养生长寿的一个重点。其中"子时觉"又是重中之重，人在子时如果安然入睡就能起到益寿安眠的作用，反之，如果人在子时未能入睡，则对气血的伤害极大。

古人把一天分为十二个时辰，又因为古人认为"天人合一"，以人体对天时，故中医相应地发展出一套与人相对应的体系。

子时对应胆，这个时间段胆经是最旺盛的。人在睡眠的状态下，胆会进行新陈代谢，防胆结石、胆囊炎等症的发生。丑时对应肝，此时肝经最旺。人的活动与思维都依靠肝血提供支持，肝像一个血库，所以中医讲"肝藏血"。人必须在睡眠的状态下，肝才能将旧的血液换成新鲜血液。如果人在丑时未睡觉，肝就不能完成这一行为。寅时属肺，此时肺经最旺。中医讲"肺朝百脉"。肝制造出新鲜血液，由心脏输送于百脉。因此人们早上气血旺盛、精力充沛。卯时属大肠，此时大肠经旺。此外，大肠与肺相表里，肺得到休息调养，有利于大肠蠕动，大便通畅。辰时属胃，此时胃经最旺。人排完大便，胃经旺盛，非常易于消化。如果人在辰时吃食物，消化液会腐蚀胃黏膜，如果这个时候人在睡眠状态就会减轻这种情况。巳时属脾，此时脾经最旺。脾将食物的精华提取出来，为造血提供水谷精微。

午时属心，心经最旺。中医讲"心神相通"。

此时睡上一觉（一般15分钟至30分钟），则养心怡神，帮助气血滋养，故午觉又有"养颜觉"之说。未时属小肠，这个时候小肠经最旺。中医讲"心与小肠为表里"，睡个午觉后，心气充足，便于小肠吸收食物中的营养，使皮肤红润。申时属膀胱，这时膀胱经最旺，此时排尿可以将"火气"排出。酉时属肾，这时肾经最旺，肾通脑，主智、主骨，此时是我们最精神的时候，应静下心来做些有意义的事情，这个时候不要把时间荒废在酒桌上。戌时属心，此时心包经最旺。心包是心脏的外围保护组织，是保护心脏免受疾病侵袭的最后一道屏障。心脏不适的人此时调养，可以将病消灭在心包中，不至于伤及心脏。亥时属经脉，此时三焦经最旺，三焦通百脉，此时人的百脉皆处于兴奋状态，应多做些有意义的事情，千万不可沉迷于酒色之中。热衷于养生的人此时可选择上床睡觉，可使百脉受益，最能祛病强身。

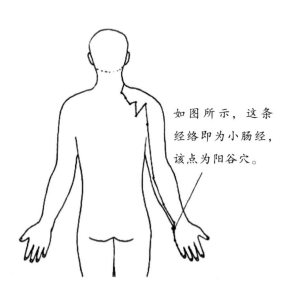

如图所示，这条经络即为小肠经，该点为阳谷穴。

以上是一天十二个时辰的人体经络运行周期，其中睡子时觉是最为重要的。子时不睡非常不利于胆汁的新陈代谢。肝虚上不明目，血虚下不养筋，便形成目倦神疲、腰膝酸软之症。肝胆对应五色中的青色，子时未睡则面色泛青。人的细胞 100 天左右更换一次，古代的名医常说："眠为养生之首，一夜不睡，百日难补。"

所谓"子时"指的就是半夜 11 点至凌晨 1 点这段时间。传统阴阳家根据"阴阳互变"的观点认为这段时间为"阴至而阳生"。中医所讲的睡眠机制为：阴气盛则寐（入眠），阳气盛则寤（醒来）。按照《黄帝内经》的睡眠理论，夜半子时为阴阳大汇、水火交泰之际，称为"合阴"，此时是一天内阴气最盛的时候。又因为阴主静，所以夜半应长眠。子时是人体经气"合阴"的时机，此时入睡有利于养阴培阳。倘若在 23 点以前入睡，

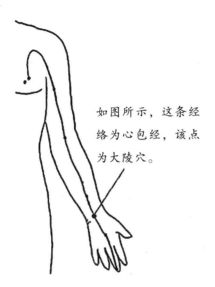

如图所示，这条经络为心包经，该点为大陵穴。

就能达到事半功倍的效果，所以夜晚应该 22 点至 23 点之间上床，在子时睡眠状态达到最佳状态，一星期内至少睡几天"子时觉"对身体大有益处。至于"午时觉"则是指午觉，一般在午时 11 点至 13 点休息 30 分钟即可，因为这个时候是一天内阳气最旺盛的时刻，是"合阳"的最佳时机，午觉之后可以有效提高工作效率。

最早关于记载睡"子时觉"的著作是《洗髓经》。熟悉武侠小说的读者可能都听说过这本书，在许多现代文学作品里，《洗髓经》和《易筋经》被描述为少林寺的武功心法、武林人士梦寐以求的无上宝典，这自然是小

说家夸张的说法。不过确有其书，但并非描写的那样夸张，而是两本较早的中医养生著作，是两种十分常见的古书，《易筋经》主要讲的是体操类的强健骨骼的书籍，《洗髓经》则强调内功导引。这两部书并非是佛家典籍，而是渗透了很多道教的观念。《洗髓经》之中有这样一句话："昏醉梦间，光阴两俱失。流浪于生死，苦海无边际。如来大慈悲，演此为《髓》。须候《易筋》后，每于夜静时，两目内含光，鼻中运息微，腹中宽空虚。宜纳清熙。朔望及两弦，二分并二至，子午守静功，卯酉

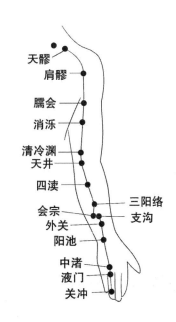

干沐浴。一切唯心造，炼神竞虚静。常惺惺不昧，莫被睡魔拘。夜夜常如此，日日须行持。唯虚能纳，饱食非所宜。谦和保护身，恶疠宜紧避。假惜可修真，四大须保固。"这本书强调清静无为，顺应阴阳天时，与庄子所说的"心养"不谋而合。

著名国学家南怀瑾先生说："道家认为后天生命是从子时开始的，懂得了精、气的道理，能够灵活运用个人的活子时，对于把握问题是没有问题的，这一点几乎可以绝对保证。"为了增强"子时觉"的效果，中医还发明了一系列的推拿之术，辅助入睡。如：晚上入睡前，用热水烫脚 10 ～ 15 分钟，中途最好随时增加热水保持温度。在烫脚的同时用手的拇指或食指按揉"太冲穴"，按压力度

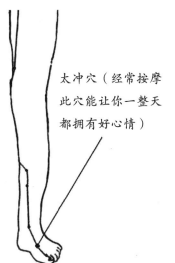

太冲穴（经常按摩此穴能让你一整天都拥有好心情）

以太冲穴有痛、麻、胀的感觉为宜，按揉时间为 5 至 10 分钟。"太冲穴"位于脚拇趾与次趾的夹缝中靠脚背一侧，用手指沿此处向上移压，压至能感觉到动脉跳动的凹陷处即可找到穴位。中医认为按摩这个穴位有助眠、安神的作用。

最时尚的睡眠养生——分段睡眠

前面，我们提到了睡眠时间过长的危害，也提到了子午觉对恢复体力、提高工作效率的益处。现在我给大家介绍一种时尚的睡眠养生法——分段睡眠。

最早采用分段睡眠法的是世界著名画家达·芬奇。达·芬奇是一位非常刻苦勤奋的人，他所采用的是定时分段短期睡眠延时工作法。这一方法是通过对睡与不睡的硬性规律性调节来提高时间利用率，即每工作 4 个小时睡眠 15 分钟。这样，一昼夜花在睡眠的总时间只有 1.5 小时，从而有更多的工作时间。

十几年前，我也曾经做过这样的尝试。那个时候我还比较年轻，事情非常多，几乎忙得我脱不开身。听说了这个方法之后，我便尝试了一下。

我们都知道，每个人都有一个睡眠时间，差不多 90 分钟是一个平均值，但是对于有的人来说是不同的。我自己的睡眠周期长度开始由原来的 90 变成了 75。如果我晚上在 7 点睡觉，我会在晚上 8：15 起来，非常准时，不需要闹钟。由于睡眠周期长度的改变，我一天睡 4 个周期长度，晚上长睡 3 个周期，傍晚再睡 1 个周期。

在这里，我告诉大家一个小技巧，就是将睡眠分成两个阶段。如果你一天只睡 4.5 小时然后说"我今天的睡眠已经完成了"，也许你剩下的 19 个小时你不好熬。你必须把它分成 2 个或 2 个以上的睡眠阶段。你应该将小睡进行间隔，这样才能起到恢复大脑功能的作用。

也许，可能有人会问：这么睡，你的身体能吃得消吗？我要告诉你的是，那些年我很健康，几乎不生病，我不吃糖类，只吃蔬菜和蛋白质。我的胆固醇很低，工作效率也是非常高，一边正常的上班，还要安排职称考试的问题。

也许，你可能会有疑问，为什么原本整段时间睡眠可以分割成几段？其实，这里边还需理论支持。人的睡眠是有节律的，浅睡眠与深睡眠交替进行，直到清醒。睡眠的前半段多为深睡眠，后半段多为浅睡眠。人在长时间睡眠的情况下，深睡眠并不增加，只是将浅睡眠的时间延长。很快能进入深睡眠的人，即使浅睡眠的时间相对少一些，也不会影响精神；相反，只是延长了浅睡眠的时间，睡眠质量并没有改变，起来之后感觉还是没有睡足。

根据这个理论，欧美一些国家，有的人根据达·芬奇的方法，习惯一天睡三次，午饭后小憩一会儿、晚饭后打盹儿片刻和正式睡眠。很多人都有这样的经历，当感觉特别累时，就想休息一会儿，一旦抽时间打个盹儿，精力会很快恢复，即使晚上少睡两个小时也不困。这是因为，人在一天中由于思维、感觉、反应而消耗的脑细胞之中存储的能量，只有通过酣畅的熟睡才能更好地补充能量。

由此看来，熟睡时间高，这种睡眠时间可能很短，但能够维持各种生理功能的运转；与之相反，多眠者较多出现浅睡和中途觉醒而形成质量低下的睡眠。因此，睡眠时间长短是次要的，最重要的是睡眠质量。

　　所以，观察能力强的人会发现这样的现象：有成就感的人，心情舒畅，虽然应酬多让睡眠时间变少，但是他们入睡快，睡眠质量好，所以非常精神；相反，有挫折感的人，心事重重，待在床上的时间长，睡眠质量并不高，反而会感觉非常的疲惫。

　　总之，睡眠时间的长短要具体问题具体分析，而分段睡眠这一健康时尚的睡眠法，正是顺应了"只要能消除疲劳和恢复精力，适当减少或增加睡眠时间都是无可非议的"这一现代生活健康准则。如果你的工作非常忙碌，不妨试一试这个方法！

第五章 巧眠：这样睡得香，一觉到天亮

春眠不觉晓，与春困进行战斗

"春眠不觉晓，处处闻啼鸟"，诗人非常恰当地描述了春天的特点，大地复苏，嫩柳抽芽，一派新气象，而人们却如同像是冬天的熊一样冬眠起来，一整天晕晕乎乎的，总想睡觉。

俗话说"春困秋乏夏打盹，睡不醒的冬三月"，人们之所以会出现春困现象，与气候变化是分不开的。冬季，天气比较寒冷，我们体表的温度也不高，全身的血管都处于收缩的状态，血流量减少，在全身血流量不变的情况下，大脑内的血液也就增多了。而当春季到来之时，气温逐渐升高，体表的温度也随着增加，全身的血管就会扩展开，体表的毛细血管得到了更多的血液，新陈代谢也活跃起来，此时大脑所得到的血液比以往得到的少了，气血不足了，也就有了困意。虽然春困是非常自然的生理现象，但是它对身体健康无益而有害，这是因为"春三月，此为发陈，天地俱生，万物以荣"，意思是春天到来，万物都复苏了，而人体的阳气在此时也在顺应自然，向外生发，如果因为春困而赖在床上，就会阻碍阳气的生发，不利于人体健康。所以，在春季，我们应该"早卧早起，广步于庭"。早上早些起床，在户外吸收大自然的阳气，让身体如同春日的阳光一样，生

机盎然，精神百倍。

虽然我们知道在春天应该早起，但是春困却是不好办。那么，对于我们而言，应该怎样与春困做斗争呢？这是我给大家介绍的几种方法。

一、夜晚进行睡眠补充

想要早晨起得早，不犯困，我们就应当"补神"，一提起"补神"，晚上睡眠的时间是绝对不能错过的。

1.掌控好进入睡眠的最佳时机。当夜晚降临时，我们的体温开始降低，新陈代谢的速度随之减慢，全身会处于比较放松的状态。但是如果体温过低，我们就会感觉到冷，对睡眠不利。所以春季不宜睡眠过晚，最晚不能超过10点半。

2.睡眠要有周期性。我们的睡眠是有周期性的，从最开始的深，之后变浅，随后再变深，不断地循环。一般情况下，人体从深睡眠进入浅睡眠的周期是1小时30分钟。若是在浅睡眠时间醒来，头脑会比较清醒，并且是精神焕发，所以，在临睡前，将闹钟调成1小时30分钟的倍数就能够使自己在睡一觉之后感觉到头脑非常清醒。

二、饮食调整

春季出现了春困，我们就必须把睡眠质量提升上去，使自己在夜晚安眠，白天我们也就不会太犯困。而食疗在所有的方法之中是最方便的，也是大家最容易接受的助眠方法。

1. 葱枣汤

准备一定量的大枣和葱白；将大枣清洗干净，并且在清水中浸泡一天，葱白清洗干净；放入锅中加入适量清水，放进大枣，旺火煮沸；20分钟后，放进葱白，然后再以小火煮 10 分钟。

2. 百合汤

先准备好一定量的鲜百合，将百合清洗干净后，放进锅中，倒入一定量的清水进行熬煮；当百合熟烂之后就能食用了。

3. 莲心茶

准备好一定量的莲子心、甘草，将二者同时放入杯中，用开水进行冲泡即可。

4. 枣麦桂圆汤

准备适量的大麦、桂圆肉、红枣肉；将食材清洗干净后一同放入锅中，放入适量清水煮制；当食材煮熟后，就能直接食用了。

5. 五味子糕

准备适量的五味子、糯米粉；将五味子碾成粉末，糯米粉发酵；待发酵完后，将碾好的五味子掺到糯米粉中，之后放进蒸笼中进行蒸制；蒸熟后即可出锅，最好是在睡觉之前食用。

夏日炎炎，睡眠注意事项要牢记

一到夏季，天气炎热，很多人因为"热"而睡不着，这时，有的人就会采用一些小技巧为自己降温，辅助睡眠。不过，从养生保健的角度上说，生活中辅助睡眠的降温小技巧是会危害到身体健康的。

一、袒胸露腹而睡

夏季气温炎热，有一类人群，特别是男性，为了让体表获得更多的凉快感觉，总是喜欢光着上身睡觉。其实，这样睡觉对我们的健康是非常不利的。

光着上身睡觉时袒胸露腹，虽然会让人觉得非常凉爽，可是也非常容易导致寒热在体内分布不均，造成血管收缩，身体供血量相应减少，很容易诱发胃肠道神经功能紊乱，进一步损害胃肠道黏膜，甚至出现习惯性腹泻。

这种习惯性腹泻还会让我们感觉到浑身无力以及腹痛，甚至还会出现胸闷、气急等情况，如果裸腹而眠者本身患有胃炎，还会出现便血的情况。

我建议大家在夏季睡觉的时候最好穿一件睡衣，这样不仅能吸附身上的汗液，还能够预防身体受凉、习惯性腹泻等问题。

睡衣应该以轻薄柔软、全棉质的为主，这样更有利于吸收汗液，减少皮肤的刺激性。睡衣的颜色应该淡雅、轻浅，这样有利于明目、安神；而且，睡衣的款式千万不要太小，千万不可束缚住胸、腹、背部等部位，否则睡觉的时候是很容易失眠、做噩梦的。如果不想穿睡衣睡觉，至少也应该使用小毯子、毛巾等将腹部盖上。

二、风扇、空调相伴而睡

在夏季，有不少人都喜欢在睡觉的时候开着风扇，这样的确可以给身体降温，促进睡眠，但是很少人会再起来将电扇关上。长时间吹风扇会将人体出汗的均衡状态打破，并且会让人感觉到诸多不适，比如腿酸、头晕、腹痛等，甚至还会引发更多的疾病。

此外，开着空调睡觉也是不好的。我们在开空调时，就会将卧室的窗户关上，但是长时间开空调，会导致室内聚积大量的细菌、二氧化碳，对人体的呼吸道健康非常不利。而且有不少人在睡觉时裸露腹部，若是这种情况下吹空调，很容易使寒邪从腹部侵入体内，极容易导致腹泻的问题。

三、室内泼水降温

我们都知道，夏季虽然炎热，可是一场大雨过后，空气就会变得清新，天气也变得凉爽了不少。的确，雨水蒸发可以让气温降下来，使人感受到凉爽。

于是有人想出了这样的方法，为了安眠，临睡前在地上泼些水，让空气的温度降下来，实际上，这种做法并不正确。

水分在蒸发的过程中需要流动的空气。普通家庭的居室面积比较小，再加上受到墙壁、家具等影响，室内通风条件较差，使得室内空气处在相对静止状态，流通出现障碍，水分不能自然向外散开，就会滞留于空气里面，不但会使得室内温度上升，还会让周围的空气变得闷热，与此同时，室内地面上的细菌、尘埃会随着水分漂浮到空气中，空气质量变得很差，不利于身体健康。

四、凉席越凉越好

在凉席的选择上，并非是越凉快越好。那些凉性非常大的竹席，适合火力旺盛的年轻人，不适合中老年人。

中老年人、体质虚弱的人夏季最好选择草席。但草席较容易生螨虫，所以在新草席使用之前，最好先将其放到阳光下进行暴晒，并且要反复拍打数次，之后再以温水将灰尘擦掉，让其在阴凉处晾干之后再使用。临睡前最好再擦拭一遍，以除去灰尘和汗水。

不管您选择哪种类型的凉席，在使用的时候，室温都不要太低，尤其不可以长时间开空调，否则就是雪上加霜，这非常不利于身体健康，尤其是对于年纪大的老年人而言。

秋高气爽，睡眠有讲究

古人云："早卧早起，与鸡俱兴。"这句话的主要含义是，一定要早点睡觉，早点起床。

对于我们而言，想要遵循这个规律，早些起床，必须从各方面进行调养。首先要将运动加强，秋高气爽，气候干燥，这个时候应该多去户外呼吸新鲜空气，在清晨的微风当中散步、跑步、锻炼。这样我们不仅可以呼吸到新鲜的空气，而且还可以接受耐寒训练，让身体逐渐适应寒冷的刺激，同时也是为即将到来的寒冷做准备。

另外，必须保持室内的温度。秋季空气当中的湿度很小，风力大，我们身上的汗液蒸发得快，很容易让人的皮肤干裂，身上的毛发容易脱落，所以，一定要注意保持室内的湿度，并且要适当给自己的身体补充水分。

根据秋季的特点，我们还可以适当的服用一些维生素之类的制剂与润肺化痰、滋阴益气的中药进行保健，我建议大家用西洋参、麦冬、沙参、杏仁、百合、川贝、胖大海等。对于阴虚体质的人来说，不妨服用一下中成药六味地黄丸、大补阴丸等。

其实，与年轻人比较起来，老年人的五脏显得衰弱，胃肠系统也更加薄弱，如果在日常生活之中不注重饮食细节，生冷没有节制、饥饱无常的话，那么极容易引起胃病。

所以，在秋季，中老年人应该少吃多餐，多食用一些容易消化、开胃的食物。

中老年人在食物的选择上，应该以养肺生津、甘平润燥为主，比如，百合、梨、麦冬、荸荠、猪肺、山药、莲子、藕等。

一到了秋季，自然界满处都是萧瑟，这很容易让我们陷入忧伤的情感当中。所以，大家还需要注意精神方面的保健。

在秋天我们可以多外出走一走或是养花种草、玩物赏鸟等，从而保持身心愉悦、陶冶性情。

我们都清楚，秋季的温差变化非常大，风寒邪气最容易对人体造成伤害，再加上老年人抵抗力和适应能力降低，尤其易患感冒、肺炎、肺心病，甚至会发生心衰。

所以，到了秋季之后，我们必须要注意防寒保暖，身体条件好的人可以坚持每天用冷水洗脸、擦鼻，甚至可以适当洗一洗冷水浴，从而提高我们身体的耐寒能力，预防感冒的发生。

冬藏策略：早卧晚起，等着阳光出来

"冬者，天地闭藏，冰冻地坼。"冬天来临，气温骤然下降，天空飘荡着几朵雪花，在这样的天气中，如果起床太早就是在犯傻，这是很多人的看法。事实上，任何季节都是如此的，醒来了，就应该起床，而在冬季，更不能赖床，因为在门窗紧闭的季节，室内空气质量差，有害气体、细菌、尘土等都会对身体造成伤害。

懂一些医学知识的人会说，在《黄帝内经》中不是讲"冬三月，此谓闭藏。冰冻地坼，无扰乎阳，早卧晚起，必待日光"吗？我们的老祖宗不是也提倡"冬藏"吗，为什么不能在床上多睡一会儿呢？其实，我们祖先说的冬藏并非是在床上赖着，而是应该适当增加睡眠的时间。总是赖在床上极容易给我们的身体带来不舒适的感觉，还会引发感冒。

我们知道，对人体最重要的睡眠就是深度睡眠，而深睡眠在 4 点之前就结束了，之后的睡眠状态都是在浅睡眠。如果在冬季，我们喜欢在床上躺着，头脑清醒后仍然在床上赖着，就会消耗大脑中的氧气，这样一来，我们的大脑就必须消耗营养，从而导致很多不适症状出现。

在早晨 7 点之后，如果我们还赖在床上，就会"令四肢昏沉，神经懵昧"，因为在这段时间，我们的大肠经开始活跃起来，此时，人体应该将身体内的垃圾全部排出体外，但是不起床就会阻碍大肠的蠕动，不能使废物从大肠中排出去，这样一来，沉积的废物就会危害我们身体的血液和五脏六腑。如果在早上七点到十一点这段时间还赖在床上，那么，对于我们的伤害就会更大，此时胃经、脾经当令，人体的消化能力会非常强，人体中没有食物，胃酸就会对胃黏膜进行腐蚀，而从营养的角度来讲，此时不起床，身体得不到食物中的营养，长期如此，我们的身体就会出现胃肠类的疾病。

在冬季，被窝里的温暖经常让我们不舍得离开，而一旦早上赖床，我们也就错过了吃早餐的时间。营养专家认为，早餐是一天当中最重要的一餐。在早上七点至九点这段时间，小肠会大量吸收营养，如果不吃早餐，就会导致血糖偏低，整个人看上去浑身无力，还会使记忆力降低。大脑的营养需要从葡萄糖中摄取，而葡萄糖只能集中在肝脏和肾脏之中，并且在八小时之后就会消失。所以，如果早晨不摄入食物，大脑所需要的能量就得不到供给，就会令我们的记忆力减弱。

另外，我们早晨在空腹的情况下，体内胆汁中胆固醇的饱和度会比较高，长期如此，胆固醇就会析出，极容易出现胆结石。

因此，从养生的角度出发，我们也应该早些卧床，早些起床。在冬季，除了不可赖床之外，还应该在细节上注意睡眠：

一、控制好光线

人体内有种激素与睡眠有关，它就是褪黑素。在冬季，从五点开始，天色就开始渐暗，几乎没有什么光线了，此时身体中的褪黑素开始分泌，所以，人们就会感觉困倦。在乡村，天色黑下来之后会变得非常安静，很适宜睡眠，而城市中光源非常多，对睡眠不利。在睡眠时，我们则需要将光线调暗，避免让光线扰乱睡眠。

二、使用滋润型沐浴露

在冬季，天气比较干燥，我们的皮肤也会变得干燥，此时沐浴最好选择滋润型的沐浴露。因为皮肤干燥会让我们感觉心烦，从而影响我们的睡眠。

三、少喝汤水

在冬季，天气寒冷，我们不容易出汗，水分的循环也不多，所以，在冬季夜间，排尿成了影响睡眠的一大问题。但是如果在夜间想去方便，就必须醒来，再次入睡就困难了。因此，在晚饭时尽量不要喝汤，晚上最好少喝汤水。

头面按摩，还你好睡眠、好气色

我与一个致力于道教功法养生的朋友关系非常要好，因为是趣味相投，我们经常在一起聊天。

有一天，我们又一次聚会，这次不是一个人来的，还有一个女子并排而至，面容姣好，皮肤光滑，从年龄来看似乎不是他的夫人。还没等我问，他便介绍这个女子是他的夫人。我连忙称赞他夫人懂得保养，是不是总购买高档的化妆品。他却笑着说，什么高档的化妆品都没用过，就一双手。每天临睡之前，先把手掌互搓，使劲搓，搓到手掌发红发热为止，然后用手掌捂在左右脸上按摩，一边按摩，一边想象着自己会变成最美丽的女人，最漂亮的人，时间长了，自然少了很多的皱纹，皮肤也光滑了。

就这样一个小动作，胜似吃了长生不老药，给你一张面色红润、光彩照人的脸庞，这是一件多么让人意想不到的事情！后来，朋友还告诉我，按摩脸部不但可以美容皮肤，而且还能够改善失眠，提高睡眠质量。

聚会之后，回到家，我查阅了大量资料，发现头面部按摩法可以起到提神醒脑、镇静安眠、降压止痛、疗眩息晕、润肤养颜的功效。临床上用于治疗失眠症、头痛、内耳眩晕症等。

中医认为，"头为精明之府"，脑为髓海之所，是主宰、控制、协调全身各部位功能活动的部位，因而被称作"诸阳之会"，所以一定要做好头部保健功效。头部按摩可以直接刺激连接大脑皮质的血管系统，进而促进脑部微循环，疏通经络，升调清阳之气。我们知道，失眠最主要的诱因是大脑皮质层的紊乱。而头部按摩可以调节大脑皮质的功能，能够起到非常好的促眠作用。

头部按摩，可以自己操作，也可以在家人的帮助下按摩，现在给大家介绍主要按摩的穴位。

1. 天门开穴：将两手的拇指紧贴在印堂穴（位于两眉眉头之间），其余手指固定在头部两侧。左拇指先从印堂穴垂直向上推移，经过神庭穴（位于当前发际正中直上 0.5 寸处）推到上星穴（位于前发际正中直上 1 寸处），之后双手拇指做左下、右上，左上、右下的交替推摩。速度由缓至急，力度由轻至重，反复推摩 1 分钟左右，至局部产生热感，同时向眉心集中。

2. 玉锤叩击：用指尖作锤，双手同时进行，由后向前、由左至右叩击整个头部，反复依次紧叩 1 分钟左右。叩击的过程中用腕部发力，甩力要均匀，不能太重，也不能太轻，以有较强的振荡感且不觉疼痛为度。

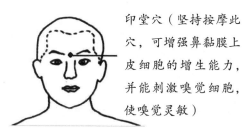

印堂穴（坚持按摩此穴，可增强鼻黏膜上皮细胞的增生能力，并能刺激嗅觉细胞，使嗅觉灵敏）

3. 点按百会穴：用右手拇指尖于百会穴（位于头顶前发际上 5 寸处，

或两耳尖连线中点处）点按，等到局部产生重胀麻感后立即改用拇指腹旋摩，这样反复交替按摩 30 秒左右，紧接着用掌心以百会穴轴心，进行力度均匀的按压和旋摩 30 秒。

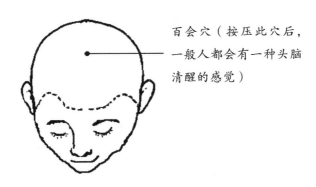

百会穴（按压此穴后，一般人都会有一种头脑清醒的感觉）

4.十指梳理：不妨用手指代替梳子，指尖着力于头皮，双手同时进行，从前额开始呈扇状向后推摩约 1 分钟。手法以揉为主，柔中带刚。这个时候头部就会感到舒适无比。

对这几个穴位按摩完毕之后，你也可以尝试我朋友建议的方法，摩擦脸部。通过摩擦面部，可以调和五脏，调通气血，补益大脑而安神益智，改善面部的血氧供给，并维持其良好的平衡状态，对于失眠症状也会起到改善的作用。

在按摩前应该将双手搓热，抚于面部，手指并拢，两小指分置鼻根外侧，再由鼻两侧经前额外向下至脸颊部均匀柔和地进行摩搓，然后在从上抚摸至原来的位置。可以反复擦拭，至面部有温热感为止，一般抚摸的次数不少于 36 次。然后，再将两手手掌搓热，掌心紧贴在前额上，力度宜适中，由头部至下颌。

如果你这样操作，相信你的睡眠效果一定会大为改观。

另外，平时在梳理头发的时候，我建议大家使用木质梳子，在每天晚上睡觉前、清晨起床后和午休时，从前额经头顶到颈部缓缓梳理。初时每分钟梳 20 ～ 30 次，以后逐渐加快速度。梳时力度要适中、均匀，不可太轻或太重。

原因是，我们的头皮上分布了很多的血管和神经，还有许多经穴。通过用梳子或手指头来回在头皮上划摩，可刺激头皮上的神经末梢、经穴，同时通过神经或经络的传导作用在大脑，进而提升脑部血液循环速度，调节整个神经系统和经络系统的功能，松弛头部紧张神经，帮助大脑进入睡眠状态，还能减轻疲劳，恢复精力，对失眠、神经衰弱、神经性头痛等病症有极大的治疗作用。特别是针对脑力劳动者，每天坚持梳头 4 ～ 5 分钟，能够起到解除疲劳和促进夜卧安睡，调节大脑皮质功能的作用。

可能有朋友会说，按摩需要这么多步骤，我怎么能记住呢？其实很简单，只要每天抽出一些时间，在你洗漱完毕后往脸上抹保湿霜的时候，或是用梳子梳头发的时候，提醒自己："哎哟，我还没有进行面部按摩呢？"就像每天洗脸刷牙一样，将它培养成一种习惯，每天坚持，慢慢地，你就会看到按摩所带来的效果了。

热水泡泡脚，让自己全身放松

记得在我上大学的时候，北京没有多少足浴城，据说当时足浴城最多的城市是长沙。当时我有一位好朋友从长沙赶到北京来看我,我知道长沙人喜欢洗脚,于是我就带着朋友去了一家足浴城,上面挂着闪亮的灯笼。

我当时有些迟疑,到底要不要带朋友进去呢,我担心朋友误会!可能是我想多了,朋友下车之后就拉着我走了进去,很显然,他经常去足浴场所。

做完足底按摩之后,我们就结账出门了,刚出了门口,我的朋友就伸了一个懒腰,然后释然地说道:"真是舒服啊,我坐了那么长时间的车,脚早都麻木了,洗完之后,感觉轻松了好多,今天肯定会睡一个好觉。"

我听朋友这么说,也觉得自己的脚轻松多了。仔细回想刚才的场景,我发现那位足疗师还是懂一些医学知识,我闻着空气中弥漫的气味,就知道他往里面放了刺五加。刺五加能够起到安心神、抗疲劳的作用,这对于长途劳累、奔波的人来说,是恢复精神的一道良方。

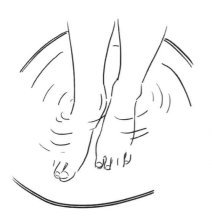

我翻看了一些医书,看到有不少关于足浴的记载。陆游82岁时,赋闲在家曾写过关于洗脚的诗句。"老人不复事农桑,点数鸡啄亦未忘,洗脚上床真一快,稚孙渐长解晓汤。"我们仔细看这首诗,说明在古时候,人们就意识到了洗脚与睡眠之间的关系。

所谓的"足浴",实际上就是用热水泡脚,民谣有云:"春天洗脚,升阳固脱;夏天洗脚,暑湿可祛;秋天洗脚,肺润肠濡;冬天洗脚,丹田温灼。"这几句话阐述了一年内洗脚的好处。

一直以来,我们的传统医学将足部称之为"人体的第二心脏",在我们的脚上一共有六十多个穴位,而且这些穴位与人体的五脏六腑都是互相对应的，足部受到的任何一点刺激都可以通过脚上的经脉反射到我们的身体上，所以说保养脚就是保养我们的全身。

我国传统医学认为，在人体的十二经脉当中有一条名叫"足阴肾经"的经脉，它起于小趾下，斜行至足心涌泉穴，之后再沿着内踝后缘、足根、小腿内侧、大腿内侧，到达肾脏。

从中医的角度来看，肾主精，主要负责人体的生长、发育与生殖。而我们经常使用热水洗脚，就可以让这条经络得到良性刺激，从而有利于气血的运行，达到颐养肾脏、强身祛病的功效。

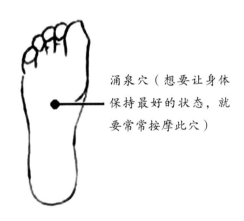

涌泉穴（想要让身体保持最好的状态，就要常常按摩此穴）

若是我们将药物成分放入足浴盆当中，在洗脚的时候，特别是在适当的温度下，经过一定的时间，渗入足部的毛孔，药物中的有效成分渗透到足部的神经中，从而促进血管的扩张，让大脑的血液下流，有效解除脑部血液充盈的状态，可以让我们的大脑神经得到放松。如果用中医的观点解释，就可以认为是药液刺激足部的穴位，从而通过经络达于"心"，进而有效助眠。

足浴的优点有很多，每天晚上准备一盆热水，将疲劳的双脚放入温水中缓解疲劳。开始时，不要用太多的水，没过脚趾就可以了，而水的温度则以 45℃ 为宜，之后再让水慢慢地升温，换句话说，就是在泡脚的时候多次添加开水，泡一会儿添一些，并且逐渐让水温上升至 60℃，浸泡时间大约半个小时左右。这个时候，我们全身的感觉也是热乎乎的，甚至有的时候还会微微出汗，这样能够达到最佳的效果。当然，如果在泡脚的时候可以放些药物成分，就更能够达到治病的效果。比如，针对很多失眠的中老年人，我为大家推荐一款药汤。茯苓 15 克、小麦 50 克、甘草 10 克、大枣 10 克、知母 13 克，加入一定量的清水，浸泡 20 分钟，煎沸，之后取药液与 1500 毫升的开水共同放入温水当中，趁热熏蒸，等到温度适宜的时候，再把双脚放入水中。每天 2 次，每次 30 分钟。这个方子具有安心养神的功效，对于失眠有很好的辅助治疗作用。

还有一些人经过一天的长途旅行之后，会觉得劳累，这个时候就可以用刺五加加入适量的清水，煎煮 30 分钟，之后再去渣取汁，取一半药液代茶频饮，剩下的药液与 2000 毫升的开水一起倒入足浴盆当中，先进行熏蒸，等到温度适宜了便将双脚放进去。每天进行一次，每次熏泡 40 分钟，这个药方也有安神、缓解疲劳的作用。

现在的人工作压力很大，心烦，睡眠质量差，这个时候，我给大家推荐用丹参、山药各 50 克，放入一定量的清水，煎煮 30 分钟，之后去渣取汁，再与适量的开水一起倒入足浴盆中，先进行熏蒸，待温水适宜后再把水放进去。每天早晚各一次，每天熏泡 40 分钟，以 20 天为一个疗程。这个方子具有安神益智、滋养身体的功效。

另外，为了让足浴的效果更佳，可以在浴盆里面放入一些光滑的鹅卵石、玻璃球等小物品，在泡脚的时候用脚面摩擦鹅卵石，这样可以起到按摩足底和足内外侧反射区的效果。

黄花菜，植物中的安眠药

黄花菜的使用历史非常悠久，既是著名的观赏花卉，也是药用蔬菜。在《随息居饮食谱》中记载："利膈、清热、养心、解忧积忿、醒酒、除黄"，可用于治疗大便出血、小便不通、吐血、肺结核等。

《滇南本草》说"其补阴血，止腰痛、治崩漏、乳汁不通。"所以它也是妇女产后补血、通乳之佳品。明代医学家李时珍认为黄花菜"甘凉无毒、煮食治小便赤涩，解烦热，除酒瘟、利胸痛、安五脏，令人好欢无忧及明目。"

近来，黄花菜的价值开始被中外学者所认识，如日本学者称黄花菜为"健脑菜"；我国《营养学报》曾提到黄花菜具有显著降低动物血清胆固醇的作用。我们都知道，胆固醇的增高是导致中老年疾病和机体衰退的重要因素之一，能够抗衰老而味道鲜美、营养丰富的蔬菜并不多，而黄花菜恰恰具备所有的条件。

如此看来，黄花菜虽然是极为普通的农家菜，可也称得上是"皇家菜"，味鲜质嫩，营养丰富，含有花粉、糖、蛋白质、维生素 C、钙、脂肪、胡萝卜素、氨基酸等人体所必需的养分，其所含的胡萝卜素是西红柿的好几倍，并且具有止血、镇痛、消肿、通乳、健胃和安神的功能，能治疗黄疸、肝炎、大便下血、感冒、痢疾等多种疾病。既然我们已经了解了黄花菜的诸多功效，就应该好好利用黄花菜。从前面我们知道，黄花菜又名忘忧草，其实就是指它的镇静安神的作用，对容易心烦、失眠的人，以及因情绪不佳而暴食的人来说大有益处。

黄花菜不仅能做汤，也可以与其他菜炒成各种美味佳肴。在这里，我给大家推荐一道我自己家里常做的菜，即准备冬菇 20 克、黄花菜 25 克、鸡肉 160 克、蒜茸 8 克、韭黄 50 克再加上各种佐料，炒成一盘具有代表意义的安眠菜。这道菜里，冬菇具有补脾健胃、益气的功效，对脾胃虚弱、食欲减退者可有一定的食疗效果；鸡肉具有补精添髓、温中益气的功效。这两种食材与黄花菜相配合，效果更加明显。

如果觉得这样太烦琐，还可以取黄花菜 30 克，水煮 30 分钟，去渣加冰糖再煮 2 分钟，取汁喝。睡前一小时温服，一直服用十天，就能起到一定的效果。我经常将此汤推荐给我的患者，很多失眠多年的人用了这个方子都获得了意想不到的效果，睡眠质量大为改观。

如果是在早上饮用的话，可以用新鲜金针花 20 朵、半块豆腐、小半杯原味酸奶、2 大匙芝麻、1 小匙蜂蜜制成金针花酱喝。主要的烹饪做法是先将新鲜金针花以滚水烫熟后放凉，备用；豆腐以纱布包起，用力挤出水分，挤得越干越好，备用；准备好的芝麻用小火翻炒，最好是用手指可以将芝麻碾碎，将芝麻放入研钵中研磨，磨成细细的粉末；将豆腐也加入研钵中与芝麻共磨，接着加入 4 大匙酸奶再磨匀即可食用。不喜欢酸味的朋友可以放 1 小匙蜂蜜。此酱汁必须趁鲜食用，不要放太长的时间。

当然，你可以根据自己的口味，变化黄花菜的做法，让其成为你家餐桌上的家常菜，让你获得良好的睡眠。

但是朋友要注意，黄花菜是近于湿热的食物，疡损伤、胃肠不和的人最好少吃一些，平素痰多，尤其是哮喘病患者，是不适合食用黄花菜的。

另外，新鲜的金针菜当中含有秋水仙碱，在人体内被氧化后会产生有毒物质，引起恶心、呕吐等，所以在食用鲜品之前最好在水中浸泡 1 个小时，或用开水烫后挤去汁液，做菜时炒熟煮透，这样能够清除里面的有毒物质。食用干品时，最好在食用前用清水或温水进行多次浸泡后再食用，这样才能去掉里面的残留物质、二氧化硫等。

不可或缺的安眠药——百合

年纪大一点的人，大多数人对于花都没有什么特殊感觉，唯独我，非常喜欢百合花。书桌上的花瓶中，百合静谧的开放，感觉很好。

百合花是世界知名的观赏花。早在公元 4 世纪时，人们就已经意识到了其药用价值，到了南北朝时期，梁宣帝发现百合花非常美，作为观赏花非常好，他曾诗云："接叶多重，花无异色，含露低垂，从风偃柳"，赞美其脱俗的品格，矜持含蓄的气质。至宋代种植百合花的人更多。南宋大诗人陆游也曾在窗前土丘上种植百合花，他也咏曰："芳兰移取遍中林，余地何妨种玉簪，更乞两丛香百合，老翁七十尚童心"。

每次到饭店用餐，我必点的一个菜就是"西芹百合"，简单，好看，又营养。我每次推荐给那些身体羸弱的朋友餐桌上不可少的食材也是百合。

百合，最早的记载是在《神农本草经》，其性寒味甘，润肺养阴，安神清心。研究表明，百合含有多种生物碱和蛋白质、淀粉、脂肪、磷、钙、铁及多种维生素等营养物质，具有润肺、平喘和清热、止咳、养心、安神等功效。因此，百合对于夏日天气燥热引起的心烦失眠、咽干喉痛、鼻出血以及神疲乏力、低热失眠、食欲不振、心烦口渴等症状均具有良好的治疗作用，而且还可用于夏季心火肺热所导致的急慢性湿疹、痱疖、皮疹、痤疮等皮肤病的治疗。

因此，当你在苦寻各种治疗失眠良方的时候，不妨到超市买一些百合，无论是煮粥，还是炒菜，抑或是炖菜、泡茶，都能够起到辅助睡眠的作用，长期服用安眠药容易造成依赖，不如您试试百合，一定会让您大吃一惊。

具体做法：用 100 克绿豆再加入适量粳米，加水适量煮熟，把洗净的鲜百合放入锅中熬至微熟即可。在食用之前，加入白砂糖或者冰糖调味。这个粥较适合喉咙干咳、热病后余热未尽、烦躁失眠等症的治疗。

还可以放入白扁豆、红枣、桂圆、芡实、莲肉、山药、百合各 6 克煮 40 分钟，然后加入 150 克大米，煮到黏稠就可以了，加入少许糖分顿吃，连续吃一周。这道粥具有健脾和胃、安神养血、补气固肾等作用。

还可以用大枣 2 个，小麦、百合各 25 克，莲子肉、首乌藤各 15 克，甘草 6 克制成茶，放入保温瓶中，随时饮用，能养阴聚气、安神清热，适用于多梦失眠、神志不宁、心烦易躁、心悸气短、多汗等症。其具体做法是，先将上面所说的材料在冷水中浸泡半个小时，倒入锅内，加水 750 毫升，用大火烧开后，改用文火煮半个小时。然后放入 30 克百合文火再煮半个小时，放入红酒 100 克和一小勺糖，最后倒入 200 毫升水就可以了。这个配方中的红枣可促进血液循环，百合能安神清心，帮助失眠患者进入梦乡，可以经常饮用。

百合，是一种普通、实惠的材料，经过巧妙搭配，简单加工，最后加入一些调料，便成了一盘能够帮助您入睡的助眠药，这难道不比吃药强？

看看让你告别失眠的中药汤

因为个人的业余爱好，我时常会翻阅一些古诗歌，最欣赏的是诗词中的韵句，念起来朗朗上口。接触多了，就发现在古代那些有才华的诗人，比如苏轼，就曾写下有关"夜难眠"的诗词，比如这句"转朱阁，低绮户，照无眠。不应有恨，何事长向别时圆？人有悲欢离合，月有阴晴圆缺，此事古难全。但愿人长久，千里共婵娟。"意境幽深，引人入胜，最后那句更是经典。

我并不确定那些大诗人真的会失眠，或者其真正原因是在晚上有创作诗歌的兴致，白天睡觉，但我们从诗句中体会到古代诗人的失眠与现代人相差不大，只不过这些才子把在床上辗转反侧的时间用在创作诗句上。这其实也是治疗失眠的一个好方法。

不过，失眠的日子真是不好熬，日日催人老，皮肤变得越来越粗糙、眼角细纹增多，黑眼圈从无到有，最大的影响是我们的情绪，影响人工作的效率，甚至危害人的健康。

中医认为出现失眠的原因有很多，包括内伤心脾、阴虚火旺、阴阳不交、思虑劳倦、心肾不交、心气虚以及胃中不和等。失眠的发生常与心脾肝肾以及阴血不足有关，失眠的病理变化属于阳盛阴衰，阴阳不交。

临床上，中医治疗失眠的主要措施是补虚泻实、调整脏腑气血阴阳，在此基础上辅以安神定志是本病的基础治疗方法。实证宜泻，如疏肝解郁，降火涤痰，消导和中。虚证宜补其不足，如益气养血、补肝、健脾、益肾。实证日久，气血耗伤，亦可转为虚证，虚证夹杂者，治宜攻补兼施。安神定志法的使用要结合临床表现，分别选用镇惊安神、养血安神、清心安神等具体治法，并配合精神治疗，以消除紧张焦虑，让精神得以涵养。

在这里，我给大家推荐六道中药汤。

第一道，酸枣仁汤。具体做法是将酸枣仁三钱捣碎，水煎，在睡前的一个小时饮用这道汤。酸枣最早的记载是《神农本草经》，上面将其列为上品，这个材料在治疗失眠的方子上经常出现，搭配不同的材料，所起的效果也是不一样的。酸枣仁能抑制中枢神经系统，有一定镇静安神的作用。对于血虚所引起的心烦不眠或心悸不安引起的失眠非常有效。

第二道，安神汤。主要做法是将生百合五钱蒸熟，加入一个蛋黄，以200毫升水搅匀，放入一定量的白糖，煮沸后再以50毫升的凉开水搅匀，最好是在睡眠前的一个小时饮用。百合是你身边最好的安眠药，在前面我们已经提到过。

第三道，静心汤。其主要做法是将龙眼肉、川丹参各三钱，以两碗水煎成半碗，睡前30分钟服用。龙眼有补益心脾、壮阳益气、养血安神、润肤美容等多种功效，可治疗贫血、失眠、心悸、健忘、神经衰弱及病后、产后身体虚弱等症，而川丹参最早记载于《神农本草经》，有安神宁心、活血化瘀的作用。这两种药搭配起来对心血虚衰的失眠者来说，能够极大地增加睡眠的效率。

第四道，桂圆莲子汤。做法是取桂圆、莲子各二两煮成汤。别小看了这两种常见的药材，二者和在一起具有养心、宁神、健脾、补肾的功效，最适合于中老年人、长期失眠者服用。

第五道，三味安眠汤。做法是将酸枣仁三钱，麦冬、远志各一钱，以水 500 毫升煎成 50 毫升，于睡前服用。这次我们又一次提到了酸枣仁，可见它的作用之大，麦冬没有治疗失眠的作用，但《药性三字经上》说："麦门冬，能养阴，清肺火，水自生。"再加上远志的功效是安神益智，消肿，祛痰，三种药材搭配起来具有安神、宁心、镇静的作用，催眠的效果我就不过多解释了。

第六道，养心粥。做法是取党参 35 克，去核红枣 8 枚，麦冬、茯神各 10 克，以 2000 毫升的水煎成 500 毫升，将里面的渣宰过滤掉，与洗净的米和水共煮，米熟后加入红糖服用。这道粥的作用对于心跳加快、失眠、健忘、多梦有非常明显的效果。

以上六道中药汤是我从医家经典书籍，再加上多年临床实践，总结提炼出来的。不过，大家在实践应用的时候，一定要分析清楚自己的情况，否则可能会适得其反。

药枕巧治失眠症

提起关于睡觉的问题，与你最为亲密的，可能就是与头部接触的枕头了，有道是"一世人生半世枕"。

像我奶奶那一代的人，大部分会将麦秸或者稻草切成寸许，塞在用布做的袋子里，再套上一个枕套，就做成了一个枕头；也有的人把一些旧衣服、旧棉袄塞在袋子里，套上枕套，成了一个比较软和的枕头；那些家庭条件好一些的人，会将很多荞麦壳装在袋子里，套上枕套，就是一个可以随意转头的时尚枕头。也许是枕头的缘故，我奶奶一直到 80 多岁时睡眠情况仍旧非常好。

由于职业的关系，我逐渐发现了枕头当中的秘密！

《本草纲目》中有记载，荞麦壳，味甘、平寒、无毒，皮做枕有明目之功，同时能够产生适合人体吸收的红外线，加速头部微血液循环，改善脑部供血、供氧，活化脑细胞，进而调节神经系统兴奋、抑制之能，可有效提高睡眠质量。

用纯棉粗布做枕套，用纯天然荞麦壳，经严格的筛洗、灭菌处理后缝制而成。此枕有防潮、透气、冬暖夏凉之特点，四季都适合枕。并且，荞麦枕还可促进睡眠，非常适合失眠患者使用。

既然可以在枕头里面塞上一些麦秸，可以放荞麦，自然也能往里面放入各种各样的药材，变成一个治病的药枕。在很早的时候就有使用药枕的记录，早在晋代葛洪《肘后备急方》中就有以蒸大豆制成药枕治疗失眠的记载。直到今日，落枕种类繁多，将其分类：布式药枕、木式药枕、电磁疗枕、石式药枕、书枕及囊袋式药枕等。药枕属中医"闻香治病"的外治方法，这种方法是居家极好的治疗方法，免除了长期服药之苦，患者非常乐意接受。由于药气通过呼吸进入体内，进入肌肤之中，缓慢而持久地发挥药效，所以对失眠症有一个慢性调理的作用，如神经衰弱、脑动脉硬化、高血压病、颈椎病等。

由于每位患者的病情不同，所以枕头里面所放之物也是不同的。我就曾治疗过几位患上严重失眠的患者，在遇见我之前，他们已经用了不少的偏方。或加吃安眠药，或闭目计数，或睡前泡热水澡，或干脆起床，来回跑步，增加身体的疲惫感而增加睡意，等等。这些验方在别人身上能够收到较好的效果，但对他们却没有起到理想的效果。

　　一年四季中，最不好过的恐怕就是夏季了。盛夏的夜晚，气温高热，让人感到很难受，再加上辗转难眠的焦急，常常在不经意间已经是大汗淋漓，毫无睡意，真是越想入睡，越不能入睡，令人非常苦恼。针对其中一位的身体状况，我给他开了一个药方，先取青蒿、白玉兰花、茉莉花、菖蒲、藿香、薄荷、菊花、栀子花干品各等量，将它们碾碎，拌匀备用。然后用纱布缝成枕芯袋，将所有的药物放到枕袋之中，制成枕芯。最后，在外面套上一个枕套即可，并且告诉他每天睡觉都必须枕在这个枕头上。

　　他对我这个办法表示怀疑，问我为啥不把药方熬制成汁喝，非要当成枕头睡？

　　我认真地说，对于他的这种症状，我治疗没有完全的把握，但可以试一试。

　　也许是四处求医依然没有效果，他拿着我的药方回去也尝试着用了，用他的话说"只要有希望，就必须试一试"。

　　三个月之后，他再次来到我的诊室，是来专门道谢的，感谢我这一药方，竟然治好了他多年的失眠症，而且他现在非常有精神，生活也有规律了。

　　由此可见，药枕也是改善睡眠质量的一个重要措施。药枕中的药物里面含有不少芳香物质，作用于头部后侧的穴位，再通过经络的传导，对人体的气血起到调节的作用。药枕非常适合长期失眠症的患者，如颈椎病、五官病、偏头痛、高血压等。用药物充当枕芯的时候，通常选用质地轻柔的花、叶、子类药物，不要选择过于坚硬的药物。如果使用质地较硬的药物，注意要将其研为粗末后再装入枕头。松软的枕头不但枕起来很舒服，而且还可增加头与枕之间的接触面积，能够让药物更充分地深入头颈部位。

在这里，我为大家推荐几款有效的药枕。

菊花枕：适用于头昏、头痛、失眠、高血压等疾病，是老年人保健的最佳选择。

茶叶枕：适用于神经衰弱、高血压、头痛头晕等疾病。绿豆枕：适用于头晕头痛、暑热湿烦等疾病。

养心安神枕：夜交藤200克，合欢花60克，柏子仁、枣仁、五味子各30克，适合因神经衰弱导致的失眠、心烦心悸等症的患者。

祛风通窍枕：晚蚕沙200克，白芷、川芎、绿豆衣、防风各100克，适用于头痛头昏、颈椎病、肩周炎、风湿等疾病。

祛火降压枕：川芎、菊花、薄荷、白芷各100克，适用于鼻炎、高血压、头痛等。

不过，药枕当中所用的中药材也是有保质期的，在不使用药枕时，为防止有效成分挥发，可以用塑料袋将其包好，使用一段时期后最好及时更换，以保证所有药物的功效。

第六章 安睡：姿势调整对，怎么睡都不累

睡眠有口水，多是阳虚的原因

小区里面有一个刚会走路的孩子，让我格外留意。这个孩子每天都是由老人抱出来晒太阳，有时候，我看到孩子非常的乖巧，就夸奖几句。但老人手里一直拿着一块方巾，不是用来擦手上的脏东西的，而是擦孩子流出的口水。

我向老人打听孩子什么时候开始口水外流的，老人说大概从 5 个多月时就开始了，现在会喊会叫了所以口水更多了，睡觉的时候也流。老人可能知道我从事的职业，便问我这是什么原因导致的，我称它为正常现象。一般来说，孩子在四五个月后，由于添加了辅食，乳牙开始萌发，刺激牙龈上的神经，唾液腺的分泌功能开始增强，所以这个时期的唾液量会增加，由于小儿的口腔浅，没有前牙对口水的遮拦作用，并且未形成吐咽口水的能力，过多的唾液就会不由自主地从嘴角边流出，即习惯上所说的流口水。一岁后的宝宝，随着大脑的发育逐渐健全，流口水的现象就会减少。到孩子两三岁时，吞咽功能及中枢神经进一步完善，此后的孩子就不再流口水了。

小宝宝流口水，大家感觉没有什么影响，但是如果是成年人流口水，

第二天早晨发现了一摊黄渍，上前一闻就发出刺鼻的味道，真是会把人的好心情都带走。

唾液，每个人都有。正常人每天分泌唾液总量和尿量相似，为1000～1500毫升，即使在没有食物刺激的情况下，每分钟也能分泌0.5毫升唾液，因此人在睡眠的情况下还会有少量口水不停地分泌出来，以滑润口腔黏膜从而保护牙齿的健康。

一般来说，睡觉的时候口水流出来，可能是因为小"状况"引起的，比如睡觉姿势不当，像趴在桌子上睡，侧卧位睡觉，这些姿势都会导致口水外流。再有口腔内的炎症也会促进唾液分泌，比如说口腔被细菌所感染，疼痛明显，这种情况最容易流口水，需要局部用药促进溃疡愈合，伤口好了之后口水也就不再流了。另外，服用某些抗癫痫类药物的副作用，就是流口水，选择药物时应慎重。

但如果长期不知道何种原因流口水，则需要提高注意了。中医认为，脾主肌肉，开窍于口，成年人睡觉流口水与脾胃有很大的关系，即俗称脾胃阳虚。脾虚，则运化失常，五脏六腑和四肢百骸就得不到濡养，肌肉弹力不足，容易松弛，因此入睡之后，会张开口，导致口水向外流出。这种情况多因为饮食失调，劳累过度所致，或久病体虚所引起的脾胃运动功能减弱、水湿停留、脾胃湿热或胃里存食下降、胃热上蒸所致，也就是我们前面提到的"胃不和则卧不安"。

如果你经常睡醒之后发现自己流了口水，最好多加注意身体状况，及时调补。日常生活中应该采用中药调补，如莲子、芡实和淮山药，若是感觉口干口苦可以再放入党参。

如果你发现身边的老年人出现流口水的症状，和老年人肾阳虚有关。老人随着年龄的增加，各项生理功能退化，因条件反射明显减慢从而不由自主地流出口水。中医认为，老年人多属肾阳虚，当以温补脾肾，健脾益气为主，最好可以服用补中益气汤、归脾丸、理中丸等成药，也可在上面所说方剂中加入半夏 15 ～ 20 克，半夏味辛性温，燥湿化痰、健脾和胃，对流口水有很好的缓解作用。如果唾液为清稀的，饮食无味，舌质淡白，我建议您试一试六君子汤：用黄芪 10 克、法夏 15 克、党参 6 克、陈皮 6 克、当归 6 克、白术 10 克、升麻 3 克、乌梅 10 克、生姜 3 片、柴胡 3 克、大枣 2 枚、炮姜 10 克、炙甘草 6 克。

患者需要注意的是，我们中医理论涉及的范围非常的广泛，包罗万象。我们这里讲的脾虚大多并非是单一出现的，或夹寒，或兼热，或有气滞之象等，所以服药的汤剂并不是固定的，最好不要自己选择中药调补，调理脾虚的时候应该请专门的医生进行诊治，用药才会见到效果，否则虽脾虚问题得到了好转，而其他症状随之而起，那样调补就没什么意义了。

侧卧，仰卧，哪种方式更健康

曾经在一本杂志上看过一篇文章，说是观察夫妻的睡姿能够看出夫妻间的关系，以及各种睡姿给身体带来的隐患。这篇文章很多人都读过，看过这篇文章后对比自己睡觉的姿势，可以检查夫妻关系是否出现了变化。

后来，我听说了一个日本关于睡觉的笑话，说是丈夫如果要与妻子离婚，只要找一个借口：说妻子睡觉的姿势不雅就可以了。因为日本人认为，人睡觉的姿势，就能显示出一个人的教养。

当然，这仅仅是一个笑话而已。不过，可以肯定的是睡姿对人的睡眠有很大的影响。中医有"不通则痛"之说，正确的睡觉姿势，能够保证周身气道通达，血络顺畅，可以调气养神，濡养脉络，消除疲劳，滋养精神。"坐如钟、站如松、卧如弓……"，可见，古人对于睡觉的姿势是非常有讲究的。

日常生活中，大约有 60% 的人选择仰卧睡姿，这种睡姿的优点就是不会对身体脏腑器官造成压迫，缺点是容易导致舌根下坠，造成呼吸困难。因此，打鼾和有呼吸道疾病的人最不适合仰卧。

年轻人或者有特别睡眠习惯的人会选择俯卧，这种睡觉姿势容易让人产生安全感，也有助于口腔异物的排出；对于颈椎有问题的人有缓解作用，但是会压迫心脏和肺部，影响呼吸，患有高血压、心脏病、脑血栓的人最好不要选择俯卧的睡姿。

生活中，不少的人选择侧卧的睡觉姿势，但是这种姿势在入睡之后会翻来覆去，产生不稳定的睡眠，而且，由于人体心脏位于身体左侧，左侧卧会压迫心脏、胃部，特别是对急性肝病、胃病、胆结石的患者来说最好不要向左侧卧。还有的人睡觉时习惯朝向右侧，这样睡眠的好处是不会压迫心脏，睡眠的时候较为安稳，但会影响右侧肺部运动，对于肺气肿患者较为不适。

另外还有一部分人习惯蜷缩着身子睡觉，像个小虾米。不过，这不是一个好姿态，容易对颈椎背部造成压迫。蜷缩着身子睡觉的时候，就会造成背部的血液不畅通。中医认为，血脉不畅就会有虚症产生。所以不论是坐着、站着，甚至是躺着时，都应该让自己保持最舒服的姿势，不要老是曲着腰。对于长达 7、8 个小时的睡眠而言，最舒展的姿势才是最好的。

也许，可能有人会问，仰着睡不好，趴着睡不好，侧着睡也不好，怎么睡觉才合适呢？其实，古人已经给出了答案，《千金要方·道林养性》中记载正确的姿势应该是："屈膝侧卧，益人气力，胜正偃卧。"这句话是说侧卧是较好的睡姿，但这里的"侧卧"，是指"半侧卧"，保证了周身部位的放松、气血的顺畅、脏腑的通达的"半侧卧"之说。

然而，我对此还有自己的看法：有的人喜欢仰着睡，有的人喜欢趴着睡，有的人喜欢侧着睡，有的人喜欢像胎儿一样蜷缩着身体睡觉……睡觉姿势因人而异，千姿百态，如果你问我哪个姿势最舒服，这个我真不好回答，只要你个人感觉这样舒服，那就是最好的睡眠姿势。即便你并不习惯于侧卧也是可以的，因为入睡以后，人体每20分钟就会自动变换睡眠的姿势，通过翻身来调整睡觉的姿势以及僵持的肌肉。所以说，不好看的睡姿可能是最舒服的！

让热水澡带给你一夜好梦

洗澡，对于我们而言，是每天都必须做的事情，特别是南方的朋友，可能有的时候一天要洗两次澡。而对于很多北方的人来说，受到天气因素的影响，可能一星期才洗两次澡。

在大学期间，我曾经接触过一个邢台的小伙子，半个多月不洗澡，衣服倒是换得勤，后脖子根都能看到黑色的泥。室友们都不想让他挨着自己的床，更别说坐上去了。至今，我都不能理解他为什么那么多天不洗澡。

参加工作后，我看到周围的朋友，包括我自己，劳累一天之后最大的心愿可能就是躺在床上美美地睡上一觉了。不过，无论怎样的劳累，睡觉之前也一定要洗热水澡，这样会让你的睡眠变得更加美好。

　　特别是针对神经衰弱的患者来说，如果采用多个方法也不能入眠，不妨试试在睡前洗个热水澡再上床，效果是非常明显的。

　　洗热水澡分为盆浴和淋浴两种方式。如果你的家里有浴缸，不妨睡觉之前在浴缸里泡上半小时，水温在 38 ~ 40℃，温度不可过高。闭上眼睛，安静下来，可以放着轻柔的音乐，将所有烦恼的事情都抛之脑后，全身心地放松。想要获得更好的效果，可以将松香放在布袋里，之后泡在水中泡浴。根据物理治疗专家的意见，人在热水中浸泡的时候，可以使周围血管扩张，全身大部分血液都会流入这些扩张的血管中，这样可以帮助内脏器官减压。由于脑部血液的相对减少，大脑就会感到疲倦，因此更容易进入睡眠的状态。

　　淋浴时，也能让你有昏昏欲睡的感觉，但不如盆浴那么明显。因为淋浴的时候，热水只是对体表及各个穴位起到温热效应和刺激作用，然后通

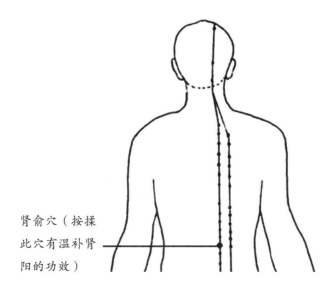

肾俞穴（按揉
此穴有温补肾
阳的功效）

过经络、腧穴的相互传播而使全身乃至内脏器官的毛细血管扩张，血液循环加速以及周围皮肤供血的暂时增多，让大脑处于相对供血偏少的状态，因此也会引起人的睡意。

当然，洗澡并非是单一的冲或是泡，其中还有不少有用的小技巧。比如你可以在洗完头后，冲热水对颈部以及枕部进行轻轻地敲击，促进毛细血管扩张，增加脑部血液供应，这样可以解除大脑的疲劳，促进睡眠。肩膀也可以做旋转、内收外展等动作，并对肩部进行揉按、拍打等，放松肌肉，促进肩部血液循环，疲劳症状得到缓解，改善睡眠，对于肩周炎等疾病还有预防作用。

如果用热水冲淋腰部，同时双掌在肾俞穴位置进行按揉搓动，然后慢慢向下揉搓至骶部，此时适当地做一些弯腰、转腰等动作，可以为肾脏增补阳气，有效地缓解腰膝酸软、神疲乏力、头晕耳鸣等症，这样也可以改善你的睡眠情况。

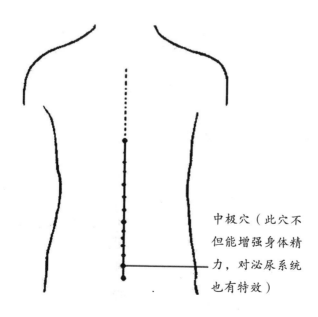

中极穴（此穴不但能增强身体精力，对泌尿系统也有特效）

若用热水冲淋腹部，同时将双掌按在肚脐上进行腹部揉按，从膻中向中极穴进行推擦，可以温腹固本，从而增强消化、泌尿和生殖系统功能，也能促进睡眠。

总之，如果你觉得自己身体某个部位特别疲劳或不适，可对此部位进行特别的冲洗和按摩，缓解疲劳，减轻病痛。神经衰弱、失眠患者如果想改善睡眠，最好选用盆浴，助眠减压效果是最佳的。

如果在非常炎热的夏天洗澡，那你就要注意了。夏天气温本来就很高，再加上洗澡用热水，人体的温度就会上升，会延缓大脑释放"睡眠激素"的时间，洗完之后马上上床，往往感觉睡不着。如果可以巧妙安排洗澡与睡眠的时间，睡前两个小时洗澡，不仅能让你尽快入睡，对健康也是很有益处的。如果因为工作太晚，只能在睡眠之前冲澡，则建议不要用温度过高的水，沐浴后可在额头放一块冷毛巾，这样能够帮助人体降温，减少睡前的时间。

另外，要控制好水的温度以及时间。水温在 38 ～ 40℃ 之间，夏季应该降低一度或两度，过高的水温容易导致缺氧，过冷则容易导致血管收缩，影响热量散发；泡澡的时间也不要太长，每次以 15 分钟为宜；先洗脸，再洗身子，最后再洗头发。在热气入侵、毛孔扩张之前首先洗脸，可以避免脏东西堵住气孔，损害皮肤，而等到头发在蒸气的"滋养"下更加滋润后，这个时候是洗头发最好的时间。

洗完澡后，最好穿上宽松的睡衣，打开音乐，在床上静静地聆听，或看一小会儿杂志，喝一杯牛奶，不大一会儿你就有了睡意，就可以享受一个高质量的、舒适的睡眠，第二天起床也是精神百倍。

睡前小动作，带你轻松入眠

在外面忙了一天了，终于下班回家，有属于自己的私人时间了，在这难得的宝贵时间里，如果你选择马上躺在床上睡觉，那么，听我一句：这可不太好！

为什么要这样说呢？当然是有原因的。

如果你观察能力强，一般一个经常出差的人，坐火车或飞机的时候，都会戴上边框眼镜，而不会戴隐形眼镜。因为长途旅行，劳累奔波，戴着隐形眼镜，摘取是很麻烦的。如果不摘隐形眼镜睡觉的话，第二天起床眼睛肯定非常疼。人的角膜所需要的氧气主要来源于空气，而空气中的氧气只有溶解在泪液中才能被角膜吸收利用。白天睁着眼，眨眼动作对隐形眼镜与角膜之间的泪液有一种排吸的作用，能促使泪液循环，缺氧问题就不会很明显了。

但到了夜间，睡眠之后眼睛闭上了，眨眼的动作也停止，使泪液的分泌和循环机能相应降低，结膜囊内的有形物质很容易沉积在隐形眼镜上。多个因素侵害我们的眼睛，使得眼角膜的缺氧现象加重，如果眼睛长期处于这种状态，轻者就会使眼角膜周边产生代偿性新生血管，更有甚者会出现角膜水肿、上皮细胞受损，若再遇细菌便会引起炎症，甚至溃疡。所以，睡觉的时候，最好把隐形眼镜摘下来，这样可以让你的眼睛感受新鲜的空气，让它透透气。

对于爱美的女性而言，更不要着急上床，自己弄一盆清水，将早晨化的妆卸掉，然后抹上一层薄薄的保湿霜，这样对皮肤排泄废物以及呼吸新鲜空气很有帮助。如果清洁方法不正确，非常容易导致眼睛红肿。而且，夜间让你的皮肤自由呼吸很重要。人体在进入睡眠的阶段，皮肤应该得到放松，毛孔舒张。如果你不卸妆，容易造成皮肤紧张，睡眠也是很困难的。我想，谁也不希望第二天起床后发现自己有了熊猫眼，而且皮肤越来越粗糙。

另外，女性朋友应该在睡觉之前脱掉胸罩，换上宽松的睡衣。长时间戴胸罩睡觉会影响乳房的血液循环和淋巴液的正常流通，影响有毒物质排出体外，久而久之就会使正常的乳腺细胞癌变，导致乳腺癌。这一点，每一位女性朋友都应该注意。

喜欢戴手表的朋友也应该知道，睡觉时戴着手表不利于健康。因为入睡后身体血流速度减慢，戴表睡觉使腕部血液循环不畅。如果戴的是夜光表，还有一定的辐射，辐射量虽低，但长时间的累积也会对人体造成侵害。

养成睡前刷牙的好习惯，可以起到保护牙齿的作用，而且具有良好的促进睡眠作用。如果是老人戴假牙，请在睡前把假牙取下，因为戴着假牙睡觉，极有可能在睡梦中将假牙吞入食道，使假牙的铁钩刺破食道旁的主动脉，引起大出血。睡前取下假牙并清洗干净，可以保证睡眠安全及口腔卫生。

当以上步骤完成后，您就可以放松一下，稍微歇息一会儿，不要太勤快，看见客厅还有未收拾的饮料瓶、卫生间的地板还没拖，就习惯性地起来收拾。现代都市家庭里一般灰尘较多，在打扫卫生的过程中，家庭主妇常常会触碰到清洁剂、空气清新剂等化学产品，这些产品对人的呼吸系统都有一定的刺激作用，影响人的内分泌，对人的睡眠是非常不利的。

对自己的身体好一点，给自己准备一盆热水，洗洗脚。脚是距离人体心脏最远的部分，双脚冰凉的人是很难进入睡眠状态的，即使入睡也是睡眠质量不佳。在睡眠之前通过烫脚、热水袋等方式保持双脚的温度，这样入睡就会更容易了。

然后，躺在床上，闭眼，自然呼吸，将所有的注意力都放在双脚或是双手上面，全身肌肉极度放松，用沉重感来体验肌肉的松弛程度。在心中默默地念："我的脚太累了"，"我的下肢越来越沉重了"……"我的全身都越来越沉重了"。想到与四肢乏累无关的事情，应立即停止，把注意力集中到对手脚沉重感的体验上。练习次数多了，入睡就会更容易了。

如果这个方法还没有效果，那你不妨试一试数息法。古人称呼吸为"息"，一呼一吸，就是一息。呼气叫出息，吸气叫作入息。历来无论是哪个门派的气功，都重视呼吸的调节。所谓数息法，就是通过计算自己呼吸的次数，来达到心理放松，平静入睡之目的。你可以计数入息，也可计数出息，从第一息数至第十息，然后再从第一息数起，常常不能数到十，或者数过了十，这是因为脑子里已经出现了感情或是旁杂事务，这是正常现象，这时候，最好是重新来过。如此循环，不知不觉，就可以慢慢进入睡眠状态了。我有好几个经常睡不着觉的患者，用这种数息法催眠后，效果非常显著。

总之，睡觉是一个放松、顺其自然的事情，完全没必要给自己背上思想包袱，卸下它们，你的生活更美好。

睡觉出现磨牙声，怎么办

有一天傍晚，快到中午吃饭的时间了，一对年轻夫妇带着 8 岁的小姑娘进来了。

刚开始，我还以为是家长哪里不舒服，询问一番，才知道是孩子不舒服。这么漂亮可爱的小姑娘到底是哪里出了问题呢？

据她妈妈说，最近这段时间，孩子晚上睡觉常常磨牙，"咯吱咯吱"的声响让夫妻二人感到很吃惊。以前晚上睡觉挺踏实的，现在为什么会出现"怪声"。孩子的爸爸总说是长虫子了，可我们用过驱虫药，但是孩子还是磨牙。

听她妈妈讲完事情的经过，我把小姑娘拉过来，让她张开嘴，仔细进行观察。我发现小姑娘的门牙已经少了一颗，对旁边的牙齿进行轻敲，也开始松动了。整体牙齿生长情况良好，乳牙生长也比较整齐，没有牙齿生长位置异常。因为如果生长位置异常，就会破坏咀嚼器官的协调关系，机体便试图以增加牙齿的磨动来去除咬合障碍，这样就出现了磨牙的现象。

于是，我对他们说，小孩睡觉磨牙是非常常见的现象，多数家长认为是孩子肚子里面有蛔虫，其实不是。比如缺钙，平时很少接触到阳光，饮食不合理，导致身体维生素 D 不足，影响钙的吸收。孩子缺钙之后变得烦躁，夜间睡眠易惊醒，也就出现了磨牙的现象。这种情况若是及时补充鱼肝油、钙片，调节膳食，常到户外活动，多晒太阳，就不会再磨牙了。

　　我问她妈妈是否给孩子做过钙检测，妈妈回答没有。我又问孩子的妈妈，是否晚上给孩子吃得太多，因为不少家长白天没有时间给孩子做饭，晚上就会做很多菜肴，导致孩子晚上吃得太多，入睡之后胃里还有很多未消化的食物，消化系统不得不加强活动，促进消化。此时咀嚼肌也被动员起来，从而引起磨牙。妈妈说饮食和平时没什么区别。

　　于是，我进一步问，孩子是不是总是看电视，而且很长时间在看一些紧张离奇的情节，深深印在脑海里，比如出现恐怖的情景，大脑过于兴奋，睡觉之后大脑仍旧处于兴奋的状态，可出现磨牙现象。

　　问到这儿，她妈妈似乎想起了什么，过了一会儿说："女儿最近一直迷恋动画片，《黑猫警长》《小小救生队》，这都是些紧张、刺激的动画片。我说她晚上怎么磨牙呢，有的时候还踢被子、翻身，看来是大脑过度的兴奋了！"

　　磨牙，并不是什么疑难杂症。我的一位朋友是口腔大夫，有不少患者是因"磨牙症"而就诊，所谓"磨牙症"是指睡眠时有习惯性磨牙或白昼也有磨牙习惯的现象，随时间一点一点加重，是一种长期的恶性循环疾病。在我接触的患者中，有不少人是因为枕边人磨牙而导致的失眠。

　　一般来说，人在6岁至14岁处于换牙期，为了适合磨合所以都会磨牙。上下牙刚刚萌出时，牙齿的咬合位置并没有完全确定，牙齿之间有一些不合适的地方，如高低不平或新长的牙齿过于锐利。这时候，通过磨牙让不合适的地方接触并且磨合。因此，对于处于乳牙萌出期和乳恒牙替换期的孩子来说，夜间磨牙是正在建立正常咀嚼关系的一种活动，属于正常生理现象。但是，过了换牙期的青少年和成人若是出现了磨牙的情况则属于一种疾病。

　　磨牙症通常有三种类型：一是磨牙型，即常在夜间入睡之后进行磨牙，睡眠时患者做磨牙或紧咬牙的动作，由于牙齿磨动的时候会发出"咯吱咯吱"的声音，这种情况也被称之为"咬牙"。患者本人可能并不知道这种病症，经常是通过别人的告知得知，因影响他人，特别是配偶，所以比较受到重视。第二种是紧咬型，即白天注意力集中时会不自觉地将牙咬紧，但是并没有磨动的情况。第三种是混合型，兼有夜磨牙和白天紧咬牙的现象。

危害最严重的是紧咬牙和夜磨牙，儿童多夜间磨牙，虽然夜间磨牙没有痛苦，但长期夜间磨牙，会导致牙齿咬合面、邻面严重磨损，并且还可能会引起一系列并发症：长期磨牙会使咀嚼肌得不到充分休息，变得疲劳，出现疼痛，以及腮帮疼痛，甚至引起头痛、颈背部阵痛等；影响到睡眠质量，出现记忆力衰退、口臭、口腔异味、听力受损、味觉变差等，甚至心理抑郁，进而悲观厌世，更甚者出现轻生念头。

导致磨牙的原因主要包括以下几个方面：一是精神因素，比如像这个小姑娘一样睡前过度的兴奋；二是肠道里有寄生虫，人在熟睡之后，寄生虫在肠腔里蠕动，使得神经受到了某种刺激，引起神经反射作用；三是牙齿接触的异常，牙齿和牙列的疾患；四是过度疲劳以及职业因素，比如说运动员、IT工作者、文字工作者及钟表匠、设计师等易患磨牙症，这与紧张的神经有很大的关系；五是体内缺乏维生素、微量元素者易患磨牙症。还有一部分的儿童夜间磨牙主要是因为偏食、厌食导致营养不均。

另外，性格内向、情绪易激动，经常在口中咀嚼东西的人也容易夜晚磨牙。同时，睡眠中侧卧位和俯卧位睡眠姿势也容易产生磨牙症。这些姿势都会导致下颌受压，关节位置改变，牙齿形成干扰接触致颌肌张力增加，表现出的症状也是磨牙或是咬牙。

从中医的角度上讲，脑为元神之府，诸精神所统。睡眠与人体的阴阳之气运行有很大的关系。若是睡眠安好，但是睡眠的过程中出现问题（包括磨牙），这都和脑的作用有关。在这里，我为大家介绍一个补肾填髓、健脑安神的方子：泽泻3钱、生地黄1两、灵磁石1两（先煎）、炙甘草3钱、山药4钱、五味子3钱、乌梅3钱、香附5钱、远志3钱、牡丹皮3钱、山茱萸4钱、灯芯草2钱（引药）煎服即可。

如果患者处于早期磨牙的状态，我给大家推荐一个简单的药方，不妨在睡觉之前嚼一块生橘皮或者用陈皮泡水，连吃2至3天，可治小儿及成人睡觉磨牙，对于早期的磨牙状况有显著的治疗效果。

总之，要消除磨牙症，患者首先要缓解不安以及紧张的情绪；其次是到医院治疗，经过一段时间治疗后磨牙症就会得到缓解。在这里，我给大家支几招，改善原有不良的生活习惯和咀嚼习惯，你的睡眠就会恢复到正常的状态。

简单易行的自我催眠法带给你身体与心灵的平衡

在平时，我会在门诊里面坐诊，等待着患者的到来。只有在比较特殊的时候，我才会到患者的家中对患者进行诊治。

有一次，有位患者的家属向我打电话求助，说他的母亲患上失眠症，而且患病很长时间了。现在，他的母亲脾气不好，在不发脾气的时候会出现忧伤、沉默的情绪，更为严重的时候甚至出现了自杀的心理。现在，他的母亲已经不愿意走出房门，每天都沉浸在自己的世界里，躺在床上不愿意与别人进行交流。他已经使用了很多治疗办法，但是收效甚微。于是，他来询问我，能不能到他的家中为母亲进行诊治。

了解了他的具体状况，我意识到这位患者的病症已经十分严重。于是，我就跟随这位家属到患者的家中为其诊治。

走进这位患者的卧室，我就能够很快地意识到这位患者的病情已经很严重了。她的状态已经接近于颓废了。房间里很乱，卧室的四壁上被涂抹得花花绿绿的，很明显，她已经使用足够多的方案来帮助自己进入睡眠状态。当然，还有一点是可以肯定的，这些方法并没有帮助到她。

从她的儿子口中得知，这位女性已经两天没有睡觉了。而且，她的精神状态十分不好，兴奋异常。如果再这样保持下去，这位女性的身体很有可能就会垮掉。就是害怕这样的事情会出现，于是，这位孩子就将我请到了家中，为自己的母亲进行诊治。

根据患者的情况，我小心翼翼地与她进行轻度的交谈，并且告诉她儿子将这个屋子打扫一下，将墙用壁纸遮掩起来，选择那种温馨舒适图案的壁纸。在最初的时候，这位女性是有抵触情绪的，那么我尽量使自己的语速、语调都放缓，不给她造成一种入侵者的样子。随着我的诱导，这位女性慢慢放下了自己的心理防备，将双手放在腹部，安静地看着墙上的淡蓝色的壁画。

我让她，深吸气，并且将气屏住，使自己的肌肉处于收缩的状态下，尤其是双手；然后再将吸入的气体慢慢地释放出来，并且令全身肌肉全部处在放松的状态下；随后，我对她的思想和行为进行下一步的引导。

我令她的注意力集中在她自己的脚上，并且对她的思想进行暗示，逐步告诉她，她脚下的力气会逐渐消失，并且能够感觉到自己的身体十分舒畅，然后让她继续体验自己全身心舒畅的感觉。之后，我引导她，将她的注意力引导到小腿的部位。从思想上暗示她，她会觉得自己的小腿、膝盖、大腿都处在十分舒服的状态下，随后，她会觉得自己的双腿很沉，都不想移动，并且觉得十分舒服。这样，她就能够体验到腿部完全放松之后的舒畅感。

随后，在她的潜意识中进行下一步的引导。告诉她逐步放松自己的腹部，使她的紧张感逐渐消失，暗示她的身体十分舒服，令她体验一下自己的腹部放松之后的舒畅感觉。随后，令患者的意识逐步集中在自己的胸部，令患者感到自己胸部是处于逐渐放松的状态，然后保证患者能够体验到胸部的紧张感消失之后的舒畅感觉。

紧接着暗示患者将意识集中在肩膀这个部位。令患者逐渐放松自己肩膀处的肌肉，感觉自己的肩膀处的紧张感逐渐消失，然后会有十分舒服的感觉，并且将这种感觉深化、延长。

随后，将患者的意识集中在颈部的位置上。令颈部逐渐放松，消除颈部的紧张感，体验舒适中的放松感。然后将自己的双手逐渐放松，觉得自己的力气在逐渐消失，感觉到身体舒畅，双手沉重，没有任何的力气，却非常舒服。

最后，让患者全身心都处在放松的状态下，让她觉得自己的身体十分舒畅，眼皮很重，抬都抬不起来，全身很放松，也很沉重，深深地陷在床上。太累了，实在是想睡觉，很困倦，于是，逐渐走向了睡眠。

就是这样，这位已经两天没有好好睡觉的女性终于睡着了。

其实，在我们的生活中，有三分之一的时间是用来睡觉的，睡眠是与健康息息相关的。"宁可食无肉，不可睡不寐"，这句话就是对睡好觉的重要性最贴切的形容。

催眠，其实主要是对人的心理进行诱导，使被催眠的患者的思想和自己的意识逐渐减弱，并且随着催眠师对患者的催眠，患者会逐渐感觉进入睡眠的状态。

其实，对于这种状况，有些人会有疑问。把催眠这种方法讲得如此深不可测，我们这些凡人要如何对自己进行催眠呢？其实，催眠这种方法并不难，它主要是通过对自己进行思想上的暗示，将人的意识集中在某个点上的一种方法。对于自我催眠来讲，这种方法是很常见的。比如，印度的"瑜伽修行法"、佛教的"坐禅观法"、西欧的"渐进松弛法"、我国的"内养气功法"等都是常见的催眠方法，也能够通过某种手段，使人的意识集中在某个点上。

在进行心理暗示的时候，可以分为负面和正面这两种自我心理暗示，用一个简单的事情就能够证明。我们每个人几乎都有午休的习惯，但是，某一天由于某个原因不能够进行午休，在自己的潜意识中，负面的心理暗示就会出现，"没有进行午休，下午的时候做事一定会出现问题，也会没有精力，怎么办啊？"而大多数的时候，这种情况真的会出现，对工作产生一定的影响。但是，相反的事情也是有的。正面的心理暗示就会对自己进行鼓励，"没事，只是一个中午没有午休而已，不会给自己的工作造成影响的。"在这种思想的暗示下，工作上往往会十分顺利。

其实，这种方法在催眠上也是能够起到一定的效果的。选择一个比较安静而且舒适的房间，将自己身上的外套和鞋子脱掉，解下自己的腰带和领带，不要佩戴镜子，让自己平躺在床上。随后，将自己的胳膊缓缓抬起，并且放在头部的上方，双肩紧贴床面，让自己的全身直躺在床上。随后，快速将自己的手放在胸部两肋骨之间，并且放松自己的身体。将眼睛闭上，先将注意力集中在双脚上，让双脚逐渐放松。在这个时间里，最好是想象着自己的双脚、膝盖、大腿都是浸泡在温水中的，感觉十分舒服。这样的话，身体上的肌肉就会逐渐放松。随后，将自己的背部和双肩逐步放松，胳膊、手、指头和下巴也要相应放松下来，脸部的肌肉也要逐渐松弛。然后，在自己的潜意识中告诉自己身体很沉重，并将自己的身体放进被褥之中，令自己感觉不出身体的重量。在维持五分钟之后，就能够使自己的身体完全放松下来，心情也会逐渐愉悦。放空自己的思想，就能够使自己拥有一个美好的梦境。

想象力是进行自我催眠的一种助力，而大部分的人对美好的事物都很向往，这就使催眠的进行简单化了。丹尼尔·阿罗斯是一位很有名的病理学家，他曾经说过："一个人只要有正常智力和思维，并具有明确的态度和动机，都可以学会自我催眠。"如果患者能够进行简单的自我催眠，那么就能够将失眠的状态加以改善。

老人睡觉，不必苛求时间长

邻居家的张爷爷是和自己的孙子住在一起的。孙子是一个纯现代人士，对于当下的潮流总是有一种向往的心态，穿着打扮也是很时尚。在结婚之后，孙子的工作并没有落在本地，于是继续和爷爷一起住。谁知，就出现了问题。

孙子由于各种各样的原因经常会早出晚归，但是张爷爷的年龄已大，睡觉的时间比较短，基本上早上五点钟就会醒过来，而这个时候，孙子才刚刚躺下不到三个小时。张爷爷早上锻炼回来之后，看到孙子仍然赖在床上没有起，就会忍不住发火。于是，街坊邻里经常能够听见几声斥责，多数是指责孙子没有良好的作息习惯。

而孙子自然是不能忍受这样的生活，没过几天，就自己搬出去单独生活了。在孙子的眼中，这是由于生活习惯的不同导致祖孙两个人之间的摩擦。然而，在孙子搬出去单住之后，祖孙两个人的感情又好了很多。

在我们的生活中，这种情况是很常见的一种生活模式。年轻人和老年人的思想观念不一样，生活习惯不同，就会使两辈人产生嫌隙。在这种情况下，最为明显的情况就是年轻人对夜生活的热爱和老年人对安逸生活的向往会产生一定的冲突，如果没有采取一定的措施对这种情况加以遏制，最后很有可能会出现更为严重的隔阂。

老年人会有早睡早起的习惯，其实并不是不想睡觉，而是睡不着。在现在，经常能够听见一句话，"30以前睡不够，30以后睡不着"。有很多人对这句话表示怀疑，但是，实际情况证明这句话的确是正确的。在人体中，有一种物质叫作"松果体"。这种物质能够分泌褪黑素。而褪黑素在人体中的作用是进行简单的催眠。随着年龄的增长，这种物质的分泌量会逐渐增加，但是，在三十岁的时候，这种物质的分泌量就会达到顶峰，然后进入逐步降低分泌量的状态。这种物质分泌量的下降，也是与人的因素有关系的。但是，老年人由于身体机能的下降，这种物质的分泌量已经降低到一定的程度上了，所以，老年人睡眠量也就降低了，甚至会出现失眠的症状。

根据现在的生活状况，很多人的工作都是在强光下进行的。有些人的工作甚至是在灯光下熬夜进行的。这样的生活状态会阻碍褪黑素的分泌，同时，就会使睡眠的质量变差。时间稍微长一些之后，"松果体"就会遭到破坏，而且功能会相应降低，最后转变为细胞发生萎缩和钙化，这样也会加速人体衰老的速度。

　　根据上面的叙述，我们就能够了解到，生物钟对于"清醒"和"睡眠"两个过程是有很明显的调节作用的。而且，这种效果还对我们的生长、发育、衰老有明显的影响。在人的中年之前，生物钟被称为"生长时钟"。而在中年之后，生物钟被称为"衰老时钟"。因此，人在30岁之前，应该尽力保护自己的身体，不能透支自己的健康。

　　只有将自己保护好，才能在30岁之后有一个比较健康的身体，不会让失眠找上自己。

　　其实，对于人体来讲，每个人需要的睡眠时间并不一样，这个时间与每个人的身体状况也是相关的。所以，不能总是强调"8小时"制的睡眠制度。而且，睡眠的质量好坏与睡眠的时间也是不相关的。睡眠质量的评估主要是与第二天早上人的感觉是否良好相关。在第二天，人没有疲惫感，精神状态十分好，就是睡眠质量比较不错的现象。所以，老年人一味追求睡眠的长度也是一种误区。

　　在我们的日常生活中，大多数老年人睡眠质量不佳或是睡眠出现障碍都是不需要使用药物进行治疗的，在睡眠习惯和身体调试上下功夫就能够改善这种状况。那么，有什么方法能够改善人的睡眠质量呢？下面，我就为大家介绍一些方法。

　　1. 每天都要分出一些时间做运动，而且保证睡觉之前的三个小时能够有轻度的体力运动，这会对睡眠有助益。

　　2. 在日常生活中养成一个良好的习惯，调节好自己的时间，保证能够按时睡觉，按时起床。

　　3. 给自己留出相应的时间，能够让自己接触大自然，欣赏美丽的景色。

　　4. 戒烟。烟中的尼古丁是一种刺激性的物质，能够使人兴奋。在睡前有吸烟习惯的人，通常会影响睡眠质量。

5.牛奶也是一种有利于睡眠的食物。睡觉之前饮用一杯牛奶，能够使人拥有更好的睡眠。

6.睡眠习惯也应该尽量培养出来。比如在看电视之后练习毛笔字，看书、洗澡等等。在做完这些事情之后再上床睡觉，都是有助于培、睡眠习惯的。

7.在睡觉之前对美好事情的回忆或是在自己的脑海中编写一段美好的故事，使自己的心情保持在愉悦的状态下，也是对睡眠有帮助的。除此之外，老年人在睡觉之前还需要注意自己的饮水量。在睡觉之前饮用过量的水，就会增加去厕所的次数，这对睡眠也是一种影响。

千万不要轻视打鼾，不是因为睡得香

在生活中，大家都认为打呼噜是很正常的事情。但如果人在安静的环境下睡觉，突然听到一个人打鼾，相信很多人都会感到厌烦，因为他的鼾声影响了你的睡眠。

有一年夏天，我到南方去旅游，买的是一张下铺票。刚上火车，就发现我对面的人是一个大胖子。一个简单的旅行包，一个保温杯，一双一次性的拖鞋，一看就知道这个人经常出差，经历肯定很丰富。

但是，根据我的个人经验判断，这个夜晚，对我而言肯定是难以入眠了。果然，晚上8点不到，这个人吃完泡面，洗漱完毕就倒床入睡了。偌大的身躯将整个床板压得除了双腿那块还有一些空余的地方，铺满了整个床板。如果和隔壁床的孕妇相比，这个胖子的肚子肯定超过她。

睡下没有两分钟，他的呼噜声就起来了，粗粗的声音影响了整个车厢，而且呼噜打得非常有节奏"呼——呼噜——呼呼呼"，然后再隔一分钟，这种频率继续保持。偶尔隔个十几分钟，呼噜声还会变成咳嗽声。全车厢的人对于这种巨大的呼声感到厌烦，上铺有个男生拿着手机还录下了这难得一听的呼噜声，据说是为了分享给朋友圈。而我这个睡在他对面的旅客，只能忍受他的呼噜声入眠了。

也许，你会感到吃惊：这有什么奇怪的，打呼噜是很正常的事情，我老公睡觉就经常打呼噜，如果有的时候他不打呼噜了，我还睡不着呢！

是的，打呼噜是非常正常的事情，但打呼噜和打鼾并不是同一回事。打呼噜是人在熟睡状态下不自觉地发出声音，这种声音的种类非常多，简直千变万化，各不相同：有的人打起呼噜来如流水潺潺、连绵不绝；有的人则如疾风骤雨、万马奔腾；有的人打呼噜节奏单一、均匀呼吸；有的人打呼噜则时起时伏、有停有顿。

而打鼾形成的主要原因是由于上呼吸道的构造震动造成的，比较严重的打鼾所牵涉的组织包括舌头、软腭、悬雍垂、扁桃体柱以及咽壁。轻度的鼾声并不影响身体健康，引起医学界特许关注的鼾症是睡眠中伴有呼吸暂停的鼾症，即阻塞性睡眠呼吸暂停（OSA）。其发生的主要原因是呼吸道的阻塞，不外乎为呼吸时空气经过的部位即鼻、鼻咽、喉咽出现某种异常，如鼻炎、腭扁桃体肥大、咽扁桃体肥大、软腭松弛及舌根、鼻中隔偏曲，下颌的疾患等阻碍了空气的呼吸通道，所以出现了鼾声和呼吸暂停。

因此，睡眠打鼾是一种疾病，这在医学上被称为睡眠呼吸暂停综合征。一般来说，打鼾患者身材都较为肥胖，除了有夜间睡眠时打鼾、憋醒、夜尿增多等表现外，白天还会出现晨起头痛、困倦、记忆力减退、反应能力下降等。所以患者有了这种毛病之后，学生学习成绩会下降，司机极容易出事故，其他职业的工作人员的工作效率也会降低。像我在火车上偶遇的那位年轻人，就是典型的睡眠打鼾。而旁边一些缺乏医学知识的人，认为这种是大声"打呼噜"。

如果打鼾者是年轻人，不仅使身体受到严重影响，还会给自身的交际、生活、学习带来不便，如不及时治疗还会影响性生活的和谐，并导致高血压、心律失常等严重疾病；老年人打鼾会多发心脏病、高血压、脑血栓等疾病；孕妇打鼾严重的血压会升高，发生低氧血症的可能性也增大，而这些病理变化都会影响到胎儿，造成胎儿发育迟缓；儿童打鼾可引起儿童发育不良，或者导致心脏功能衰竭。

如果你打鼾时，还出现了这些症状，就必须高度重视：张口呼吸、频繁打鼾、频繁呼吸停止、睡不宁、睡眠时反复被憋醒、癫痫头痛、夜间入睡后心绞痛、白天困倦、睡不醒、嗜睡、睡醒后血压升高、睡醒后头疼、睡眠浅、心律失常、记忆力减退、频繁起夜、反应迟钝、学习工作能力下降、性欲减退、夜间睡眠遗尿、阳痿、老年痴呆。出现上述症状的人应该速去医院就诊，并且要配合大夫的治疗。目前，针对此病已经有很多的治疗手段，如等离子技术、低温等离子射频腭咽成形术、下颌骨前移术、气管造口术及口腔校正器等。其中，等离子治疗技术占较大的优势。不过我的建议是，在治疗原发病的基础上，针对每个病人的不同临床特点可分别采取相应的治疗措施，最终才能达到最好的效果。

另外，在平时的生活中，打鼾者应该适当地改变睡眠的姿势，如仰卧改成侧卧，睡觉时使用的枕头等都可以改善打鼾的情形。比如多数鼾症患者知道是枕头的问题，躺下去头很容易向后仰，脖子和头部自然的曲度发生变化，使喉部肌肉过度紧张，从而使打鼾的症状加重。于是改成较硬的枕头，像玉石枕、凉枕等保健枕，这些枕头的确具有一定的保健作用，但打鼾的人在选择时应多考虑考虑。因为过硬的枕头弹性差，枕下去不易变形，枕头硬挨着脖子，使呼吸道的角度改变，呼吸变得不顺畅，也会加重打鼾的程度。因此选择枕头应该软硬合适，如荞麦皮的枕头。

所以，你不要以为打鼾就是"睡得香，身体棒"，而要区别对待。一旦发现打鼾对你的身体健康造成困扰，应该及时到医院进行就诊，防止并发症的产生。

最时髦的芳香疗法，也是安睡的小妙方

如果你累了一整天了，用一个装有精油的小瓶子滴在浴盆或是手心上，当你闻到香气的时候，会帮你释放压力、转换情绪、放松肌肉、降低脑活动，此时进入梦乡是非常容易的事情。

你认为这是真的吗？原来我也不相信，后来我自己试过之后，才发现它确实有效。这就是我们要介绍的香薰精油助眠法。

其实，中国人使用精油的历史非常早，《楚辞》之中就记载了贵族用大量名贵香料装点房间的事情。那时的精油是从天然植物中提取出来，晾晒后再磨成粉使用的。古人将这些粉末包在小布包之中，置于房中或袖中，或将之放在小型容器里焚烧，这样空气中就会弥漫迷人的香气。

后来，人们发现香料不仅可以散发香气，还能引发睡意、治疗失眠。

这是因为香料中的芳香分子通过口鼻、皮肤而被身体吸收，使人安全、自然地进入睡眠状态。但不是所有的香料都有这样的作用，有的香料还会使人兴奋，下面我为大家介绍几种有助于睡眠的精油。

1. 玫瑰精油：玫瑰原产于亚洲，香气甘甜华丽，能够让人沉闷的心情和压力得到缓解。玫瑰精油分子非常小，能迅速渗透到血管与淋巴内，具有镇定、安眠、安抚等功效，能调整女性内分泌、滋养子宫、缓解痛经、改善性冷感和更年期不适。尤其是具有很好的美容护肤作用，能以内养外淡化斑点，促进黑色素分解，改善皮肤干燥，恢复皮肤弹性，让女性拥有白皙、充满弹性的健康肌肤，是最适宜女性保健的芳香精油。此外，它还具有抗过敏、保湿、美胸，消除黑眼圈、皱纹、妊娠纹的作用，被称为"精油之后"。

2. 薰衣草精油

这种精油很多人都不陌生，是放松精油的一种，可以起到镇静的作用，常被用来治疗失眠。调查显示，人嗅觉的敏感程度比味觉高出一万倍之多。吸入有益的香薰，能够焕发人的思想、情绪和精神，同时还能起到治疗呼吸系统疾病的作用。

3. 马乔莲精油

17世纪时马乔莲精油就被英国的医生用来治疗神经失调。它属于花类，却拥有木头的味道，所以温暖透彻，能够让人变得安静，可以充当镇静剂。这也是一种非常实用的精油，处理疼痛的肌肉特别有效，尤其是消化问题和月经异常引起的下背部疼痛，能缓解风湿痛与肿大的关节，特别是感觉冰凉和僵硬的疼痛，因为它对血液循环有影响，很适合做运动后的活络油。

4. 洋甘菊精油

洋甘菊精油消炎作用非常显著，可以缓和神经性胃炎等消化系统疾病的不适应状，也适合女性在月经前的烦躁阶段使用。但洋甘菊精油价格较贵，一般要四五百元人民币一瓶，所以使用时剂量不要太大。

5. 檀香精油

檀香精油用于宗教仪式由来已久，许多神像和寺庙都以檀香木为材料制成。檀香具有放松、镇静的效果，能够缓解紧张的心情，带来祥和的气氛，令人增加充实感。它适合老化、干燥及缺水皮肤，可以淡化细纹、疤痕、滋润肌肤、预防皱纹。

6. 佛手柑精油

它清新淡雅，类似橙和柠檬，略带花香，是香水中最常使用的精油之一。由于它馨香温和，在烦躁或过度兴奋、无法沉静下来的时候，可以让心情变得舒畅，治疗失眠的效果很突出。另外，它还具有抗菌作用，对干癣、湿疹、粉刺、静脉曲张、疥疮、疱疹、伤口、皮肤和头皮的脂溢性皮肤炎均有疗效。尤其对油性皮肤有益，可以平衡油性肤质的皮脂腺分泌，和尤佳利并用时，可以起到治疗溃疡的作用。

知道了这么多具有助眠作用的精油后，下面，我告诉大家具体的使用方法。

如果你只想进行放松缓解紧张，那么你可以选用马乔莲精油 2 滴、甜杏仁油 3 毫升或马乔莲精油 2 滴，薰衣草精油、橙花精油各 1 滴，甜杏仁油 3 毫升调在一起，在临睡觉前半个小时，按摩自己的头、劲、肩等部位，这样激动的情绪就会得以平复。睡觉前，将 1 滴檀香精油滴在枕头上也能起到催眠的作用。

如果你心情烦躁、亢奋、无法入眠，那么最适合的是檀香组合精油。

你可以将檀香精油 2 滴、佛手柑精油 2 滴、薰衣草精油 4 滴或马乔莲精油 3 至 5 滴，滴入一个盛满温水的浴缸中，在其中浸泡半个小时就能让你感到身心舒畅。由于直接倒入精油后入浴会让皮肤变得干燥，因此需要将上面的配方先倒入沐浴液中进行稀释，再倒入浴缸中，搅拌之后让其充分散开。当你感受到檀香的余香环绕时，你就会有意想不到的事情发生，就如同自己置身于祥和、平静的冥想空间，过度的兴奋此时也会变得镇静。

或者，你不妨试一试其他方法，将檀香精油 3 滴、乳香精油 3 滴、玫瑰精油 2 滴调和在一起后加入香薰炉，放在卧室四角。关掉电灯，只用一支蜡烛营造静谧恬静的睡眠环境，很快你就会在袅袅香气间进入梦乡。

在众多精油中，我比较钟爱薰衣草精油。薰衣草精油非常适合浅睡眠的人群。因为现代生活压力过大，晚上很难会睡得安稳。这个时候，薰衣草就充当了心灵咨询师的角色，协助你收敛这些杂乱的思绪，让你做一个好梦。

此外，有着类似玫瑰香味的天竺精油也可以起到缓解焦躁不安情绪的安抚效果，用来改善因焦躁而出现的失眠症状。

对于那些手脚冰凉、难以入睡的人群而言，生姜精油可以说是最佳选择。它的味道辛辣清香，但是会让你感到异常温暖的感觉，非常适合冬季体虚体质、手脚冰凉的人使用。尤其是在天气已冷，暖气还没有开的时候，生姜精油正是陪伴你走过寒冷岁月的伙伴。

不积压，不藏毒

第七章　清通：身体清肠，无毒身自清

特殊时期护理好，安心护送"好朋友"

女人都是很脆弱的，每个月都有几天特殊时期。这个时候，就需要女人对自己好一些。在这些特殊的时期中，"好朋友"来看望自己是女性朋友最为烦恼的一个阶段。在这个时间段，女人更需要对自己好一些，只有这样，才能够安心欢迎自己的"好朋友"安安稳稳地来，再护送"好朋友"安安稳稳地离开。那么，女人要如何做才能安稳地度过这段时间呢？这就依赖于行畅这种基本的身体护理了。

从中医的角度上来讲，我们的身体是由很多条经络组成的，每一条经络都有自己的主要作用。在正常的状态下，这些经络是有自己的运行方案的，每一条经络都是畅通无阻的。但是，当我们的经络发生堵塞时，就会在我们的身体上显现出不正常的现象。而经络发生堵塞的情况，在"好朋友"来看望我们的时候比较多。因此，大家就能够知道，在这段时间中行畅是如何重要的一件事情了。

那么，有什么方法能够使我们的身体经络顺畅无阻呢？这主要从两方面对我们的身体进行照顾。首先是按摩。

有一种按摩的方法能够使身体中的血脉畅通，下面就为大家介绍这种化解身体血脉淤塞的按摩方法。首先是用手指按压心窝下方的鸠尾穴，按摩约三十次就可以了。这种按摩的方式能够在短时间中恢复人体消耗的能量。然后使用手指按压两肩中间的肩井穴。在进行按摩的时候，需要缓缓用力按压在穴道上停留十秒钟，然后缓缓撤掉力道，停留五秒钟之后，再次按压。反复三次，能够缓解身体疲劳带来的肩痛。最后，就是将食指弯曲，用食指的指关节按摩足底心涌泉穴十次左右，这能够保持人的兴奋状态。

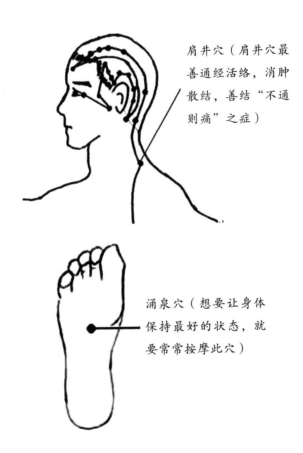

肩井穴（肩井穴最善通经活络，消肿散结，善结"不通则痛"之症）

涌泉穴（想要让身体保持最好的状态，就要常常按摩此穴）

除了这套按摩的手法之外，还有一套小动作，也能够帮助你解决血脉不畅的困扰。

首先是用双手的手掌轻轻抚按整个面部，随后双手十指并拢并且微微弯曲，将指面和掌心作用于前额左右，自上而下，推运按摩，反复操作约两分钟左右。然后，双手的十指微微张开并且略微弯曲，用十指的指腹反复按摩头皮，逐步将整个头皮全部按摩过来，这种操作约两分钟左右即可。下一步是使用双手中指的指腹按揉风池穴，这个穴位对于缓解人体疲劳也是有利的。随后，双手拇指的指腹放在两侧肩后面，其余四根手指弯曲绕过肩膀，搭在肩上，双手使用适当的力量缓缓按揉肩膀，这样反复约一分钟左右，然后按摩肩井穴。这样的动作只要重复数次，每天坚持练习，就会收到很好的疗效。

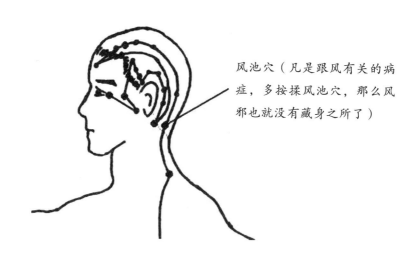

风池穴（凡是跟风有关的病症，多按揉风池穴，那么风邪也就没有藏身之所了）

第二种能够行畅的方法就是中药排毒疗法。会出现经络堵塞的现象，主要是身体中的毒素有淤积，不能够完全排出身体的缘故。这个时候，用中药排毒疗法进行身体的排毒是十分重要的。青阳参和小红参就是其中发挥效果最为广泛的两种良材。

为什么这两种材料能够发挥如此的效果呢？这个答案能够从中华五千年的历史文化的沉淀中得出来。在人类的进化史中，疾病一直是无法避免的一种自然现象。就是在人类与各种疾病的斗争中，伟大的医学家将这两种对身体排毒效果最好的材料记录在了医学史上。在中医学家的眼中，天地万物都是由清和浊两种气组成的，而且，人体会出现各种毒素的积累也是与这两种气息息相关。于是，身体中毒素的排出、经络的行畅也是与这两种气分不开。

在对身体中毒素进行排出处理的时候，青阳参和小红参就能够对我们身体中的清浊两气进行调节，从而使我们的身体能够自发地将身体中淤积的毒素排出，达到对经络进行行畅的效果。用这两种人参进行泡茶饮用或是在熬汤的时候放入两片这样的参片，保持长时间的饮用，就能够使身体中淤积的毒素排出，使血脉达到畅通无阻的效果。当我们的身体不再被毒素困扰的时候，就是我们的身体中血脉畅通了。人们只有在血脉畅通的状况下，才能够有很好的身体素质，才能够拥有健康的身体。

月经不适的寒、热、虚、实

毒素在人体中淤积，不仅仅会使肢体肥胖、身体器官出现故障，对于女性来讲，月经期间的一系列症状也是由于毒素在身体中淤积而产生的。在月经期间，由于血液中存在一定的毒素，就会使身体中的血脉运行受到阻碍，人体中的血液也会出现流动缓慢的现象。这样就会出现面色发黄、气血不适的现象。在这些毒素的影响下，就会出现月经的寒、热、虚、实这四种主要的症状。

那么，这四种主要的月经状况都包括哪些主要的症状呢？月经的寒性症状主要是在女性的月经期间，会出现身体发冷，腹痛难忍并且出虚汗的现象。有些严重的患者甚至会昏迷。在这段时间，为了缓解这样的状况，使身体中淤积的毒素快速排出，食物中的生姜是很好的帮手。

生姜是一种具有排毒功效的食材，能够温经散寒，促进胃部对食物的消化吸收。从中医的角度上来讲，生姜是一种解毒止泻、温表散寒并且对脾胃有好处的一种食物。这种食物对于女性由于受寒或是天生体寒而引起的寒性经痛有明显的疗效。

热性的月经不适的患者在身体上表现的症状主要是在月经期间经常会发生低烧的现象。有时候吃一些退烧药只能短暂性控制住病情，并不能使这种病症完全好转或是根治。这个时候，当归就是一种能够帮助你的药材。将当归、红枣、鹌鹑蛋、黄芪以及适量的红糖用水煮开，长时间服用就能够缓解这样的症状。

为什么当归和这几种材料相互搭配就能够有这样的效果呢？其实，这几种材料主要是针对面色微黄并且神经比较疲惫的经期发热的患者。但是，在使用当归的时候也是要控制用量。如果当归的用量过大，就会使患者出现疲倦、嗜睡的症状。这种情况出现之后，立刻停止当归的服用，就能够使症状得以缓解。但是，当当归的用量过大，就会出现发烧、头疼、呕吐等。再过量一些，患者就会出现昏迷、血压下降等危及生命的现象。所以，在使用当归这种药材的时候，一定要格外注意量的问题。

月经的虚主要是指女人在月经期间身体十分疲倦并且没有经过很好的

调理，使身体出现困倦、容易疲劳的现象。这类女性在治疗经期问题的时候，推荐红糖这种食材。正处于经期的女性，由于身体中血液的部分流失，会使身体器官的精华功能降低，就会使身体中的毒素淤积在血脉中，造成一系列的身体不适。这个时候，多吃一些补血的食物，就能够缓解这些不适的症状。在补血的食物中，比较常见并且能够快速补充人体需要的血液的材料，就是红糖。红糖，是女人廉价的营养品。

在月经中的实，是女性在月经期间出血量过大并且时间过长的一种症状。对待这样的身体病症，食用一些红枣也是有利于身体中毒素的排出并且有利于月经症状的缓解的。其实，红枣是一种有温补作用的食物，有利于女性在月经期间补血、驱寒，是一种很好的女性营养物。

女人是一朵娇贵的花，需要人进行呵护。因此，对于月经期间女性身体上出现的一些不适症状，不可以掉以轻心，一定要认真对待，只有这样，才能使女性安全度过生理期，不会给自己的身体带来负担。

特殊功效看大肠

其实，在我们的身体中，淤积的毒素是能够依赖我们身体的各种器官排出体外的。就像我们平时流汗流泪，也是将我们身体中的毒素排出的一种途径，而这种排毒的效果能够显现出来，主要是依赖我们身体中的汗腺和泪腺。类似于这种排毒的方法，还有很多。下面就为大家介绍几种身体器官的排毒方法。

首先是大肠的排毒方法。我们都了解，便秘就是我们中毒的一种症状。在我们出现便秘的时候，通常都会全身没力气，容易疲惫困倦、腰酸背痛，偶尔也会失眠多梦并且没有食欲。的确，这就是身体中存在毒素的一种表现。但是，身体上没有出现便秘的现象，就没有毒素隐匿在身体中吗？其实，这种想法是错误的。在我们的生活中，身体中没有毒素淤积在身体中的人几乎可以说是不存在的。会出现这种便秘与否的差别，主要是由于身体中淤积的毒素的多少是不一样的。当我们的身体中的毒素淤积到一定的程度的时候，就会在身体表面呈现出来，也就会出现便秘的症状。

在这样的身体状态下，我们的大肠就是一个能够排毒的器官。对我们的大肠进行清理，就能够达到排毒养颜的效果。那么，我们要如何对肠道进行"保洁"呢？其实，在正常的状态下，食物在经过小肠流送到大肠的食物量并不是很多，基本上在 2 千克左右。而大肠将这些食物基本上都吸收了，并且将废物转化为极少量的粪便排出身体。在正常的状态下，人应该能够快速并且没有阻碍地排出粪便，而且在一夜之间的排便量应该维持在两三次左右。如果不能够做到这些，人们就有微微的便秘倾向，也就是说人们的身体中有毒素淤积，并且已经达到会影响身体健康的程度上了。

这个时候，对我们的大肠进行清理是最有效的一种排毒方法。这种能够对大肠进行清理的方法就是——灌肠。很多人对这种方法有抵触，总是认为这种方法需要别人的帮助并且有损自尊。其实，只要能够掌握住基本的技巧，就能够自己进行灌肠，并不需要别人的帮助。首先，我们需要知道灌肠需要哪些工具。这些工具需要到医疗设备站进行购买，在购买的时候，直接购买一套设备就可以了。然后就是需要准备一些灌肠液。其实，在进行灌肠的时候，使用的灌肠液大部分是温开水。但是，为了将留滞在大肠中的粪便结块清洗干净，就要在温开水中加入适量的其他物质。比如少量的柠檬汁、苹果醋、酸奶乳清等。这些物质都能够帮助人们更快更干净地清洗肠道。除了以上几种物质外，还可以使用一些没有刺激作用的植物汁液。

灌肠的主要目的就是将肠道中滞留的废物清理干净，并且达到排毒养颜的效果。所以，在进行清洗肠道的时候，所要求的姿势就会与在医院进行灌肠治病的姿势是不一样的。在医学上，进行灌肠的时候，要求患者侧卧在床上，有助于治疗。而在进行肠道清洗的时候，由于需要深入对肠道进行清洗，就要求灌肠液要到达一定的深度，所以，这个时候，患者最好是跪趴在床上的姿势更加有利于灌肠液的深入。在灌肠的时候，下身赤裸，使用少许的油脂类物质对自己的肛门进行涂抹，并且对插入肛门的软管末端进行润滑。再准备一些卫生纸，在拔出软管的时候，将肛门迅速堵住，以防灌肠液流出来。在经过十几分钟之后，将卫生纸移开，就能够达到灌肠的目的了。

其实，在医学上，对于肠道的清洗也是有研究的。譬如翁科尔灌肠法、简化清肠法、瑜伽肠胃清洗法等都是医学史上著名的肠道清洗方法。为了让我们的身体更加健康，当我们的身体出现毒素淤积的现象并且已经表现明显的时候，一定不要把自己的自尊放在健康的前面，这是一种错误的认知。

肠道的清洗是一种最为有效的排毒养颜的方法。这种方法能够深入将身体中的废物排出身体，并且使自己的身体更加健康，免遭有毒物质的损害。肠道清洗方法，对女人来讲，是一种美白养颜护肤排毒的方法。

五官的排毒效果

其实，在我们的身体中，除了以上介绍的两种排毒途径之外，我们的五官也是能够进行排毒的。那么，要怎样利用我们的五官达到排毒的效果呢？

首先是眼睛这个器官。在眼睛中，其实也是淤塞着有毒物质的。这些物质可以是眼睛在受伤之后或是用眼过度之后产生的一种黏液，或是一种不正常的血液循环等。这个时候，只要对我们的眼睛进行适当的保护，就能够使身体中的有毒物质通过眼睛流出来。那么，有什么方法能够帮助我们从眼睛这个心灵的窗口排出对我们的身体有害的物质呢？

首先就是使用温热的湿毛巾对眼睛进行擦拭。将一条干净的毛巾用温水浸透，然后将这条毛巾敷在我们的眼睛上，保持五分钟一换的频率。随后，将毛巾取走，再换上一条干净的用冷水浸透的毛巾，敷在相同的位置上保持五分钟。这样的冷热刺激，有助于眼睛将积累的有毒物质排放出来，而且这种方法对我们保护视力是很有帮助的。

眨眼睛是我们经常会做的一种动作。其实，这个动作也是有助于我们排出眼睛中的有毒物质的一种方法。我们都了解，这个动作是人天生就会的，而且基本上可以说是不受我们自己控制的一种动作。其实，频繁地眨眼睛就能够使眼睛周围的热度变高，这样，就能够使眼睛周围的冷和热发生变化，就能够使眼睛中的污染物质排出身体，从而使眼部周围得到净化。

这个动作对于恢复眼睛的视力和眼部的放松是很好的，对净化身体中的有毒物质也是有帮助的。

为了缓解眼部周围的疲劳，我们除了要做到以上两点之外，还需要忌口。这就需要我们减少食用糖的摄入。这也是能够缓解眼部疲劳的一种方式，还能够帮助我们降低患上近视的概率。在饮食上，我们可以适当地食用一些维生素 A 含量稍高的食物。眼睛和其他的身体器官是一样的，不仅仅只是环境对眼睛有影响，食物方面也是会对这个器官有影响的。

首先是维生素 A 含量比较高的食物。这种食物能够有效缓解患者出现的夜盲症，还能够对眼睛有保护作用，防止空气中的污染源对眼睛造成伤害。在芹菜、胡萝卜、花椰菜、杏子、西红柿等食物中，这种物质的含量是很丰富的。

除了维生素 A 之外，维生素 B 对眼睛也是有影响的。维生素 B 能够在人体中产生一种复合物质，对眼睛的排毒有良好的效果，还能够有效保护我们的视力。这种物质在谷类物质、绿色蔬菜中是比较常见的。

除了这两种物质之外，维生素 C 和维生素 D、维生素 E 都对眼睛有保护的作用，能够促进眼睛周围的血管排毒，保证身体健康，还能够使身体得到相应的净化，不会出现身体中毒素淤积在眼部周围的现象。

除了眼睛能够排毒之外，耳朵也是能够进行排毒的。在我们的生活中，我们的听力在逐步丧失。会出现这种现象，就是毒素在我们的耳朵中积存的缘故。这些毒素在耳朵附近凝结，就会对我们的听力造成影响，从而影响我们的听力系统。那么，我们应该如何对耳朵附近的毒素进行排除呢？

其实，在食物方面就能够解决这个问题，维生素 A 就是一种特别好的解毒食物。维生素 A 能够有效清洁耳朵内的有毒物质。而且，使用含维生素 C 的清洗液清洗我们的耳膜，能够有效使障碍物质清除，使垃圾排出，让我们的听力系统更加完善。用这种方法进行排毒，就能够使听力系统得到保护。除此之外，对于脂肪的摄入量也要有所控制。在我们的血液中，脂肪的含量过高，就会在血液流经耳朵附近的时候，留存在耳膜附近，使这些脂肪颗粒在耳朵附近形成一种障碍，对我们的听力是极其不利的。因此，降低血液中脂肪的含量，也是对听力的一种保障，不会使毒素在我们的耳朵附近积聚。

根据上面所说的，除了眼睛和耳朵以外，对我们的口、鼻等身体部位进行深层次的清理，也是能够起到一定的排毒效果的。保护好我们的五官，就能降低我们身体中有毒物质的淤积程度，对我们的身体可以说是有益无害的。

女人贫血，如何进行调理

在现代医学中，贫血主要是指在人体周围的血红细胞的含量比较少。其实，在众多的人群中，比较容易患上贫血的人群是孩子、老人和女人。女人为什么会出现贫血的症状呢？这与女人每个月的那几天是有关系的。但是，这也并不是唯一的一个原因。

其实，女性在特殊的日子里会出现贫血的症状，与自己的身体条件有关。毒素长时间的在身体中淤积，就会使血液中的营养物质减少，造成血液的流动和循环受到阻碍，就会使身体受到伤害。长时间下去，血液中的铁元素就会减少，血液中的血红蛋白就会合成受阻，就会出现缺铁性贫血的症状。

　　除了上述的原因之外，会出现缺铁性贫血的症状，还与自己的身体条件有关系。先天的病症、后天患上的某些疾病，都会影响身体中血红蛋白、红细胞的合成和增殖，也是会出现贫血的症状的。其中，造血系统出现障碍是最容易出现贫血症状的。

　　对于这类患者来讲，女性的贫血需要从各个方面着手。在这些方法中，食疗是比较实用并且能够长期坚持的一种治疗方案。在血液的再造与循环中，蛋白质、脂类、叶酸、维生素 B12、某些微量元素都是血液的生成与再造需要的材料。在这些材料缺少的时候，就会出现贫血的现象。所以，在治疗贫血的过程中，首先需要做的就是保证这些原料的齐全。

　　在众多的贫血中，最常见的一种贫血就是缺铁性贫血。这是由于身体中的铁元素的含量不足或是铁元素在身体中的利用出现故障，导致红细胞的合成出现障碍，从而出现贫血的症状。以上介绍的是贫血会出现的原因，那么，出现贫血的女性的主要症状有哪些呢？

　　在发生贫血的时候，身体中血液循环的速度、呼吸系统、循环系统等多个系统都会受到影响，而神经系统受到的影响是最严重的。这个时候，患者经常会出现头昏、耳鸣、头痛、失眠、多梦、记忆力减退、注意力不集中等现象，心情上也会出现躁动的迹象。在身体上的表现基本上是皮肤比较苍白，脸色不正常，头发也有干枯的迹象。如果进行仔细地观察，还能够发现女性的消化系统也是呈现出不正常的状态的。因为当身体出现贫血的症状，就会使消化系统出现故障，食欲不佳，而且容易出现便秘的症状。尤其是正处于生理期的女性，更需要注意自己是否有贫血的症状。出现贫血症状的患者，在月经出现的时候，经常会出现月经稀少、经期不正常、经痛等不良的身体状况。这是对女性的身体健康十分不利的一种现象。

那么，这种症状要如何进行解决呢?

在女性贫血的初期，并没有十分明显的身体症状，基本上是看不出来的，只有经过血液的化验才能够将这种状况检查出来。在女性贫血的后期，才会出现比较明显的症状，这个时候再为自己的贫血症状进行治疗，就需要花费更大的精力和更多的时间。因此，对于女性患者来讲，最好是能够定期到医院进行检查，这样才能够及时发现自己的身体上出现了什么问题。

那么，对于这种状况，女人要如何才能够进行贫血的治疗呢? 这就要求女性在食物方面为自己多花一些心思了。下面，我就为大家介绍一些适合女性补血的食物。首先是红枣。红枣是一种温性的食物，不仅仅能够补血，还能够补养身体，具有温经止痛的效果。除了红枣之外，能够补血的食物还有红糖、草莓、黑芝麻、藕、桂圆等。这些食材都是对我们身体十分有利的，还具有一定的补血效果。

了解了这些，我们就应该清楚，女人贫血是一种对身体十分有害的病症。为了能够使我们的身体更加健康，就应该尽量避免自己的贫血症状。在平时的时候，也可以多吃一些补血的食物，这对我们的身体也是有好处的。

第八章　排畅：通便润肠道，毒素不留存

便秘也讲虚实，排泄应该先排气

便秘一向都是女人经常会出现的病症。这种病症不仅仅会使毒素淤积在我们的身体中，对我们的身体产生不良的作用，还会使我们的身体出现小肚腩。这对女人而言更是一种不能容忍的事情。但是，你真的了解便秘吗？

其实，便秘不仅仅是大便密结这么简单。便秘是一种非常复杂的一种症状，但又并不是很严重的病症。在身体上的体现是排便的次数降低而且大便不顺畅、次数也比较少。当这些症状的时间长达六个月以上的时候，就是便秘了。

出现便秘的原因也有很多，但是主要的问题集中在器质性和功能性这两个方面。当我们的肠道发生病变，身体的内部组织出现炎症的时候，直肠、肛门出现一些病症的时候，很有可能会引起便秘的症状。有些时候，内分泌系统出现故障，神经系统出现障碍，也是会引起便秘的。除了这些原因之外，当我们所处的环境比较紧张，身体状况不是很好，生活节奏比较快，饮食上没有规律并且食用的膳食纤维类食物和饮水量比较少，都是会引起便秘的症状的。在女性的身体中，便秘就会将身体中的毒素滞留，

长时间毒素的积累，很有可能会导致脸上长出小豆豆，对我们的身体健康也是十分不利的。

那么，在进行便秘的治疗的时候，需要进行哪些准备呢？其实，在便秘的症状并不是很严重的时候，可以采用食疗的方法。在进行治疗的过程中，首先需要做的就是生活习惯的纠正。在饮食上，不能总是大鱼大肉，要注意多吃一些青菜。在吃饭的时候，高纤维的食物应该吃一些，而且，作为主食，选用一些粗粮也是治疗便秘的一种有效方法。除此之外，患者还应该注意自己的饮水问题。适量增加饮水的量，也是能够有助治疗便秘的。在治疗的过程中，要养成良好的排便习惯，还要适量增加运动量，保证自己的心态维持在正确的状态。当然，在处理便秘的问题的时候，灌肠也是能够解决便秘的一种方法。

如果患者的症状较为严重，采用食疗的方法不能够将症状控制在一定的范围内，并且有严重的趋势。这个时候，就要考虑采用药物进行治疗。这时最好去医院，采用医生的建议来进行治疗，这是最保守也是最有效的治疗方法。但是，药物的治疗并不是一种最佳的选择。长时间采用药物对自己的身体进行治疗，会使自己的身体对这种药物有一定的依赖性。这会使我们的身体排泄功能逐渐退化，更加不利于身体的康复。

其实，对于便秘这种病症来讲，并不能等到便秘之后再进行治疗。其实，在出现这种症状之前就进行预防才是比较好的选择。在我们的日常生活中，只要能够注意到以下几点，就能够避免便秘这种疾病的发生。

首先是注意饮食，尽量多吃一些青菜，多吃一些膳食纤维比较多的食物，对于精细的食物应该尽量少吃。其次，就是要养成良好的排便习惯。在我们的生活中，人的习惯是受多方面的影响的，这与我们的精神世界、生活方式、工作等都是有关系的。为了养成一个良好的排便习惯，最好是不要随便改变自己的生活区域和空间。而且，也要安排好自己的工作和生活，不能使自己的身体过于劳累，这对身体十分不利。除此之外，对于泻药也是需要慎用的。长时间使用泻药会使我们的身体对泻药产生依赖，这就会导致自己的身体不能自主排便。而且，为了避免便秘这种事，要每天多饮用一些水，并且加大自己的运动量，不能总是工作而不考虑自己的身体健康，这会对我们的身体造成伤害。

需要注意的是，当我们便秘比较严重的时候，出现了肛裂的症状，就要到医院进行就诊，并且及时对自己的伤口进行处理，及时清洗肛门，避免伤口受到感染，影响身体健康。

几个小妙招，老便秘不用慌

在我们的生活中，不能小看便秘这种事情。通过阅读上一篇，我们了解了便秘的起因，以及几种治疗的方案。但是，并没有深入地讲解治疗的方法。下面，就为大家介绍几种小妙招，能够帮助你对付难缠的便秘。

首先，早上起来之后，饮用几杯冷水就会很有疗效。这个时间，由于人是刚刚睡醒的，身体中的各个部位还没有调节好自己的功能。饮用凉水就会给肠胃造成一定的刺激，从而使肠胃蠕动，增加大肠进行排便的概率。有些时候，大便中的水分会被身体吸收，这就会使大便变得干硬。而饮用适量的冷水，就能够改善这种情况。

第二个小妙招是在吃晚饭之后吃一个梨。梨这种水果的汁液是比较多的，而且各种维生素的含量也是比较多的。在饭后食用一个梨，就能够使身体中的水分增加，对我们的肠道进行清理，有助于身体中杂质的排出。而且，梨中含有的热量是比较低的，不会摄入过多的脂肪和糖类，所以，这种食物很适合身材稍微有些胖的人食用。在梨这种水果中，纤维素的含量也是比较多的，而且这种纤维素是可溶的，能够润滑人的肠道，使便秘的概率变小。

在我们平时吃饭的时候，饮用一些食醋也是能够对我们的肠胃有好处的，有助于治疗便秘。但是，在使用这种方法进行治疗的时候，要注意我们不能饮用太多的醋。当饮用的醋过多的时候，会对我们的肠道造成伤害。所以，在饮用醋的时候，最好是加入适量的清水进行稀释，并且在这种饮品中加入适量的蜂蜜。这样的话，就能有效使身体中的有毒物质经过肠道排出体外，还能够有效治疗便秘。

现在，很多人认为患上便秘之后，多吃菜就能够解决。而事实上，很多每天都吃菜的人也是会出现便秘这种现象的。这是因为在蔬菜中，大多数都是粗纤维。而仅仅依赖粗纤维对便秘进行治疗，对肠道进行清理是不够的，还应该适量补充身体中的蛋白质和水分。当然，适当的油脂类物质和运动也是治疗便秘的必须物质。

蛋白质是治疗便秘的"动力素"。在我们的身体中，蛋白质是能够促进我们的肠胃进行蠕动的。所以，当我们的身体出现便秘等现象的时候，就一定要适量摄入蛋白质。而且，吃一些蛋白质含量稍高的食物，能够抑制身体中出现的细菌，使肠道更加干净。

而纤维素是身体中的"清肠剂"。在我们的身体中，纤维素能够使淤积在大肠中的粪便体积膨胀，更加有利于大便的排出。而在众多的食物中，纤维素在粗粮中的含量是最高的。因此，粗粮和细粮相互配合食用，就会使饮食更加平衡，对身体更有好处。

　　为什么油脂也是治疗便秘的必须物质呢？这是因为油脂在我们的身体中扮演的角色是"润滑剂"。会出现便秘的症状，其中的一个重要的原因就是大便过于干燥导致的。而油脂就有润滑肠道的作用。肠道在经过润滑之后，就能够使大便顺利排出身体。所以，在我们平时的饮食中，摄入适量的油脂对治疗便秘也是有效果的。

　　当然，在进行便秘的治疗期间，水的作用是无与伦比的。每天饮用适量的水，对治疗便秘是很有效的。

　　除了饮食方面能够治疗便秘之外，运动对于便秘的治疗也是有帮助的。现在，我们的生活水平提高了，在追求高品质的生活期间，我们也可以适当地匀出一些时间，参加一些活动，比如游泳、快走、爬山、瑜伽等。这些活动都是有氧运动，能够促使大肠畅通，有利于便秘的治疗。

　　患上便秘这种疾病，千万不要小看它。当便秘的症状严重到一定地步的时候，就会威胁我们身体的其他器官。某些肝病、肾病甚至是乳腺疾病都是与便秘有关系的。因此，在发现便秘这种身体状况的时候，一定要及时进行治疗，以免发展成不可控制的局面。

做做小动作，大便立刻就能通

　　便秘是一种比较简单的疾病，但是，有时候也是十分难缠的一种疾病。为了将这种疾病彻底根除，除了食疗和运动之外，还可以配合按摩进行治疗，这对我们的身体更加有利。

首先是一种揉按腹部的方法。在起床之后，将身体中的尿液排出体外，然后饮用四百毫升左右的凉白开。随后，站在一处空旷的地方，双脚分开与肩同宽，将自己的身体放松。随后将自己的右掌心放在自己的腹部靠右下的位置上，从下腹开始按摩，沿着向上的路线，一直按摩到右侧肋骨处。随后将手掌左移，平推向左侧肋骨。再沿着向下按摩的路线，轻轻揉按到左侧肋骨下方。随后，再恢复原位。按照这样的顺序，顺时针揉按三十到五十次左右。在按摩的时候，也要掌控好自己的力量，不可以过大，过大的力量会使自己的身体受到伤害。也不能够过轻，过轻的力量不能够起到按摩的效果。长时间坚持这种按摩方法，一个月之后就能够达到治疗效果。

在使用这种方法进行按摩的时候，有几点是需要注意的。首先，按摩的时候只能按照顺时针的方向进行按摩，不可以逆时针按，否则效果会降低数倍甚至是没有效果。其次，这种按摩方法不适宜在饱食或是饥饿的状态下进行，因为这种方法是能够加强肠胃蠕动并且能够使腹肌得到锻炼的一种方法，在这两种状态下进行按摩，会使身体受到伤害。第三个需要注意的地方就是腹部有疾患的患者是不能使用这种方法治疗便秘的。当然，体弱多病的患者最好是采用平直躺在床上进行按摩。

除了这一套按摩手法之外，还有一套手法能够在夏天使用。首先将双手放在腹部位置，然后双手叠放在一起，然后按照从右下腹开始，向上揉至右肋下，拐向左，揉至左肋下，拐向下，揉至耻骨部这样顺时针的顺序进行按摩。在按摩的时候，以能够保持身体舒畅为主，力道要适中，并且时间最好是保持在二十分钟左右。之后，就请另外一个人为自己进行按摩。首先，姿势是俯卧在床上的姿势。然后按摩者用双手沿着脊柱两侧将脊柱两侧的表皮捏起来，以被按摩者的身体感觉到微微的疼痛的力道为准，从骶部一直捏至颈下，按摩三次为好。这种手法最好是在吃过餐饭之后习惯排便的时间做为好，能够促进大肠的蠕动并且产生排便的欲望，能够促使身体中淤积的废弃物排出身体。

还有一种便秘的类型是出口梗阻性便秘。这类患者在进行便秘治疗的时候，应该长期坚持做"膝胸位"的提肛锻炼。这种锻炼能够使盆底肌肉的力量得到相应的提升，帮助患者减轻这样的症状。而且，在进行治疗的过程中，最好能够对肠胃进行保养和护理，千万不能使肠胃功能出现紊乱，应该注意饮食结构的合理性，保证身体能够摄入充足的营养物质，多吃蔬菜和水果，适量食用粗粮。当然，每天晨起空腹饮一杯淡盐白开水的习惯对于治疗便秘也是很有效的。

还有一种运动能够治疗便秘——卡捷运动。首先，将腹肌、腿肌与股部肌肉进行适当地放松，然后对这些肌肉进行收缩运动，就像是在控制自己的尿液不排出身体的动作一样。每次的放松动作维持十秒钟，再保证收缩动作维持十秒钟。这样的收缩动作保持三次为一组的频率，每天练十组。当这部分肌肉得到相应的强化之后，对于锻炼的组数还能够进行调整。当身体便秘的症状得到改善甚至是痊愈之后，这种动作就可以逐步减少。当然，在治疗结束之后保证每周三次的频率，对于避免患上便秘也是很有效的一种运动。

还有两个穴位也是能够治疗便秘的。第一个穴位就是曲池穴。用大拇指指腹按住曲池穴，随后缓缓揉动。用能够感觉到酸胀感觉的力度进行揉按，每一侧保持揉按1分钟。曲池穴是大肠经上的

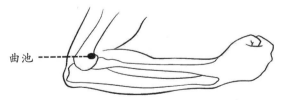

曲池

一个穴位，能够帮助患者治疗便秘。第二个穴位是合谷穴。合谷穴的主要作用是清热止痛，是身体上的四大保健穴位之一。用手指轻轻揉按合谷穴，也能够缓解便秘的症状。对于便秘造成的头晕、饮食不振、情绪烦躁、黄褐斑和腹痛等病症也有一定的疗效。揉按这两个穴位，对于治疗便秘是有辅助效果的。

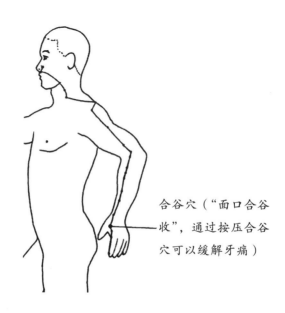

合谷穴（"面口合谷收"，通过按压合谷穴可以缓解牙痛）

　　在治疗便秘的过程中，不能人为地抑制大便的排出。比如有的人有在排便的过程中看书读报的习惯，但是，这种习惯可能会使排便时间延长，这就是不利于治疗便秘的一种做法。在我们平时的生活中，可以时常做一些深呼吸的动作，能够帮助患者加强腹肌的力量，对于治疗便秘也是有效果的。除此之外，患者还可以适当地做一些体力劳动，以加强肠道的蠕动，有助于大肠将身体中的废弃物排出体外，对于治疗便秘也是有帮助的。

　　这些就是能够帮助患者治疗便秘的几组小动作。这些动作并不是很难，只需要花费患者一些时间。有些小动作甚至在平时的时候就能做，更

吃得下　睡得着　排得出

为我们的生活提供了方便。为了使便秘彻底离开我们的生活，花费一点儿时间做一些小动作又有何不可呢？

健脾益肾，从根本治便秘

便秘是一种消化系统常见症状，其诱因很多，如胃肠道疾病、胃及消化道系统疾病。很多药物也会导致便秘。很多便秘并没有器质性病因，与便秘有关的病症存在功能性便秘、盆底排便障碍、便秘型肠易激综合征。老年功能性便秘多因结肠无力所致。

中医认为老年功能性便秘主要是老年气血不足、脾肾亏虚所致，肾主五液，所以肾实则津液足，大便滋润；肾虚则津液竭，大便燥结，并且肾为先天之本，主开合，一旦肾气虚弱，开合就会不利，二便就会失常；脾为后天之本，气血生化之源，脾气亏虚，运化就会无力，气血生化不足，津液亏虚，肠道失濡，并且，脾气虚，推动就会无力，上述诸多因素导致大便秘结，因此属于虚秘范畴，要重视补虚的过程。因此，便秘的治疗过程中重在益气养阴，通过补肾健脾达到润肠通便的目的。

便秘的主要表现为：大便次数少、干燥等，所以，便秘患者不排便时忧心忡忡，排便时痛苦不堪。便秘不通，少则三四天不排便，多则十天半月不排便，常常伴随着纳呆、腹胀、周身疲乏无力。

遇到便秘，医生通常会给患者用承气、番泻叶、果导片等攻下消导的药物，虽然见效迅速，不过日后却会加重便秘，排解越来越难，患者痛苦万分。

便秘一般出现在大病后、产后体弱、年老虚衰、热病伤津、手术患者的身上，因为此类患者的体质都是气血双亏、脾肾俱虚，其成因为精亏血少，肠中发躁，蠕动不力。

治疗习惯性便秘，一定要查明病因，千万不能妄用攻下之药，因为攻伐之药见效虽然迅速，但一定会伤及气血津液，越泻越躁，越攻越难。

从中医的角度上说，肾司二便，脾主运化，所以，益肾运脾为根治便秘之法。临床上常用此方治疗便秘：熟地 90 克，白术 60 克，当归 30 克，肉苁蓉 15 克，何首乌 15 克，炒莱菔子 15 克，炙甘草 10 克。一同放入锅中，倒入适量清水煎汤，每天服 1 剂。

此方剂之中的熟地有补肾填精、滋阴补血、润肠通便之功；白术有健脾之功，主运化，可补气生血；甘草有温中健脾之功；当归有养血润肠之功；肉苁蓉、何首乌有补益肝肾，益精血、润肠之功；莱菔子有消导润肠之功，而且可以解何首乌、熟地碍胃的顾虑。将上述药材配伍，补肾健脾润肠之功更甚。

李时珍在《本草纲目》中提到，肉苁蓉"补而不峻。故有从容之号。从容，知缓之貌。"由此我们也能看出肉苁蓉作用缓和，以治本为主，不会迅速起效。

治疗便秘时，可先治标后治本，首先用承气类药物治疗便秘症状，将腹中积滞排出去，中病后用此方治疗，能够避免损伤正气。治疗的过程中，此方可逐渐缩短排便时间，一直到大便恢复正常，可随便秘情况而好转，患者食欲显著上升，正气有所恢复，对其他疾病有非常不错的防治之功。

如今，治疗便秘的药物包含着容积性、盐类、刺激性、渗透性、促动力药、润滑性、微生态制剂、中药泻剂等几类，服药之前要考虑其是否可长期使用、患者对药物的耐受程度等。长期使用清泻类药物会诱发便秘，使得患者出现脱水、电解质紊乱等。因此，治疗便秘的过程中不要长时间应用、滥用刺激性泻剂。

不过，现在社会老龄化加重，人们的饮食结构发生了变化，活动量越来越少，导致便秘的人越来越多。由于个体差异，便秘引发的症状反应大不相同，很少有患者会积极地治疗此病，一般只是临时对症处理，采用治标不治本的方法，因此大都难以达到预期效果。

排便时太过用力会诱发心肌梗死、急性脑血管病，使得心力衰竭更加严重。因此，想要恢复大便正常、保持大便通畅对老年人来说非常重要。

哭哭啼啼，排出毒素

多数人认为哭哭啼啼是一种懦弱的表现，认为哭就代表着懦弱，可是你知道吗，有时候哭哭啼啼反而是在排出体内的毒素。

在眼眶上方的骨窝内有个专门产生眼泪的组织——泪腺，即使不在情感参与下，它也会产生泪水，而流泪只是个纯粹的生理反应，可分成两种情况：随着眨眼产生泪水，其主要成分为盐类、灭菌物质，能够起到清洁、润滑双眼之功。

还有一种是因为受外界刺激、条件反射引起的流泪，如切辣椒时、眼睛内有异物时或被风吹等，这种眼泪起保护作用，并且对眼睛有清洁作用，可以防止异物入侵，它的量更大，不受人主观控制。

人的情绪强烈时会流泪，此时流泪就不仅仅是生理反应了，它受神经控制。大脑里面有专门控制泪腺分泌眼泪的神经，让人在悲伤、兴奋等达到一定程度时分泌出大量激素，激素至一定水平时会影响到控制泪腺的大脑神经，它对泪腺发出指令，使得泪腺分泌眼泪。

不同情绪分泌的激素对人的作用不同，兴奋时分泌的激素对人体有益，抑郁时产生的激素对人体有害。

尤其是抑郁来临时，激素的产生量会增加，若无法及时排出，就会影响人体细胞正常活动，甚至诱发疾病，对胃肠的影响最大。激素可以促进胃酸分泌，胃酸增多，超出身体所需，就会腐蚀胃壁，导致胃溃疡。哭泣流泪可以排出体内多余激素。

据了解，美国圣保罗雷姆塞医学中心精神病实验室曾让 200 多名男女做过"哭泣实验"，结果显示，85% 的女性与 73% 的男性说大哭一场后心里舒坦很多，压抑感测定平均减轻了 40% 左右。

并且，专家还对哭泣产生的眼泪进行了分析，情绪悲伤时，眼泪里面含有亮氨酸——脑啡肽复合物、催乳素，这两种物质对人体有害，通过哭泣，眼泪可以将这些化学物质排出体外，降低心理压力。不过在其他因纯粹生理作用流出的眼泪里面并不含这些物质。

很多人认为哭泣是懦弱的表现，其实不然，强忍着不哭容易患上忧郁症，并且会危害生理健康。

当负面情绪袭来时，坏情绪会随眼泪一同释放，可能你还可以在这个时候发现内心之中自己真实的一面。长期以来，人们都认为哭泣是懦弱的表现，尤其是对于男人来说更是如此。当我们承受痛苦、悲伤时，哭泣就成了一种健康的宣泄模式。

美国明尼苏达州的生化学家佛瑞做过这样的实验：他让一批志愿者先看动人情感电影，被感动哭之后将泪水滴进试管内，几天后，利用洋葱刺激人流泪，同时把泪水收集到试管内。

结果显示，由于悲伤流出的"情绪眼泪"与被洋葱刺激出的"化学眼泪"成分迥异，"情绪眼泪"之中含有儿茶酚胺，"化学眼泪"里面却没有。儿茶酚胺会诱发心脑血管疾病，甚至会诱发心肌梗死。因此，我们落下"情绪眼泪"时，排出的是毒素。

调查显示，女性寿命一般比男性长，除了与职业、生理、激素、心理等方面有关，善于啼哭是个不容忽视的因素。通常情况下，人在哭泣之后情绪强度会下降 40%，反之，若不能利用眼泪把情绪压力消除，就会影响到身体健康。因此，有的人甚至认为强忍眼泪就相当于在"自杀"。

哭能够促进荷尔蒙的分泌，有排毒养颜之功。研究显示，将人在悲伤愤怒的时候流出来的泪水放到容器内，再放入蚂蚁，很快蚂蚁就死了！由此我们也能看出悲伤的眼泪是有毒的，因此，痛苦时千万不要压抑自己的情绪、强忍眼泪，要知道，哭泣也是个很好的排毒方法。不过提醒大家注意，哭泣的时间要在 15 分钟之内。只要低落的心情被发泄、缓解，就不要继续哭了，否则会伤害到身体健康。因为人的胃肠机能很容易受情绪影响，忧愁悲伤、哭泣时间过久，胃的运动速度会变慢、胃液分泌量下降、酸度下降，最终影响到食欲，甚至诱发各种胃部疾病。

几个小动作，把肺部的废气排出来

现代研究发现，人的寿命长短和肺活量大小有着密切关系，肺活量的大小衡量着一个人的身体健康、精神健康状况。老年养生除了要重视心、脑血管保健，还应当重视肺部保健。

老年人肺气虚，肺功能衰退，就容易被感冒、肺炎、慢性支气管炎、肺气肿、肺心病等症找上，那么怎样才能延缓肺部衰老，保持肺活量呢？可以做做健肺操，利于延缓肺组织老化，增加肺活量。

1. 扩胸振臂活动

闲暇之时，成直立状，静心稳神，双臂下垂，十几秒后，双臂平起、屈肘、握拳向两侧扩展，重复做 10 次，休息一会儿，再做 10 次。每天做两遍，能够提升肺呼吸，利于氧的吸入、二氧化碳的排出。

2. "吹"功

人在吹气球、吹笛子、唱歌时，肺活量会明显提升，加强供氧排废，同时锻炼肺部功能。没事儿时吹气球、吹笛子、唱歌，既能娱乐身心，又能提升肺活量，健肺养肺。

3. 常做深呼吸

深呼吸对身体非常有益。人的运动量大时，能够帮助人体进行有效有氧呼吸，利于身体健康。闲暇时可以做做深呼吸操：选择一块空气清新之处，抬头挺胸，先缓缓地用鼻子吸气，胸部尽量向外挺，让肺部充满空气，大概 5 秒左右，屏住呼吸，憋气 5 秒钟，之后从嘴中缓缓向外吐气，直到吐净。重复上述操作 10 分钟。

4. 笑能养肺

人在笑时可以扩展胸廓，提升肺活量，伸展胸肌，宣发肺气、调节人体气机之升降、消除疲劳、驱除抑郁、解除胸闷、恢复体力，让肺气下降。

清晨起床后，选择个空气清新之处，大笑几声，就能够让肺吸入充足的清新空气，之后吐出废气，加速血液循环，进而调和心肺气血，让人的情绪更加稳定。平时听到高兴的事情或是有趣的笑话也可以大笑几声。

5. 交叉抱胸

坐位，双脚自然垂到地上。深吸气，之后缓缓呼气，同时双臂交叉抱做胸前，上身稍微向前倾，呼气的时候还原。

6. 双手挤压胸

体位，双脚自然垂到地上。双手放于胸部两侧，深吸气，之后缓缓呼气，同时双手挤压胸部，上身向前倾，吸气时还原。

7. 伸展胸廓

站立，双臂下垂，双脚间距和肩同宽。吸气，双手经体侧缓缓向上伸展，尽量扩展胸廓，抬头挺胸，呼气时还原。

8. 转体压胸

站立，双臂下垂，双脚间距和肩同宽。吸气，上身缓缓地向右后方转动，右臂随之侧平举，同时向右后方伸展。之后左手平放到左侧胸前，向右推胸部，同时呼气。向左侧转动的动作同上，方向相反。

9. 抱单膝挤压胸

站立，双臂下垂，双脚间距和肩同宽。深吸气，之后缓缓呼气，并且抬起一侧下肢，双手抱住小腿，同时向胸部挤压，吸气的时候还原，双侧交替进行。

10. 抱双膝压胸

直立，双脚并拢。深吸气，之后缓缓呼气，屈膝下蹲，两只手抱膝，大腿尽量挤压腹部、胸廓，协助排除肺内存留气体，吸气时还原。

一把桃花，顺利轻松排毒素

春天是桃花盛开的季节，自古以来就有用桃花形容人面色好的诗句"人面桃花相映红"。其实，桃花确实可以为人增添颜色、排毒养颜，下面就来为大家介绍几种操作简单，而且效果不错的桃花排毒养颜之方。

1. 桃花粥

材料：桃花（干品）2 克，粳米 100 克，红糖 30 克。

做法：把桃花放到砂锅内，用清水浸泡半小时左右，放入粳米，开小火煨粥，粥熟时调入适量红糖，搅拌均匀。每天 1 剂，早餐 1 次趁温服食，每 5 剂为一疗程，间隔 5 天后服用下一疗程。

功效：适合血淤表现，如面色暗黑、月经内有血块、舌有紫斑、大便长时间干结的人食用。此粥既有美容之功，又能活血化淤。不过此粥不宜久服，月经期间要暂停服用，月经量过多的人忌服。用新鲜桃花瓣更好。鲜品每天可服 4 克。

2. 桃花猪蹄美颜粥

材料：桃花（干品）1 克，猪蹄 1 只，粳米 100 克。

做法：将桃花焙干，研细；猪蹄皮肉和骨头分开，放到铁锅上，倒入适量清水，开大火煮沸，撇掉上面的浮沫，转成小火炖至猪蹄烂熟，取出骨头，加入粳米、桃花末，继续开小火煨粥，粥成时调入适量细盐、味精、香油、葱花、生姜末，搅拌均匀，隔一天服一剂，分成数次温服。

功效：此粥有活血润肤、益气通乳、丰肌美容、化淤生新之功，适合面部有色斑的哺乳女性食用。产后服此粥能通乳、除面色斑，同时滋润皮肤、补益身体。

3. 桃花增白方

材料：桃花（干品）60 克，冬瓜仁 75 克，橘皮 45 克。

做法：将上述食材一同研成极细末，放到瓷瓶中备用，每次 1 克，每天服 2 ~ 3 次，饭后用温糯米酒送服。

功效：活血化瘀、祛斑增白、润肤悦色，适合颜面较黑或面有黄褐斑的人食用。

4. 桃花茶

材料：取桃花（干品）4 克，冬瓜仁 5 克，白杨树皮 3 克。

做法：每年农历三月初三采集桃花，晒干后保存。每天取桃花干品、冬瓜仁、白杨树皮放到干净的杯子中，用沸水冲泡，盖好盖，10 分钟后即可。可反复冲泡 3 ~ 4 次，代替茶水饮用，每天服一剂。

功效：适合面部黑斑、妊娠色素斑、老年斑、日照较强处皮肤较黑的人食用。孕妇、月经量过多的人忌服。

5. 桃花酒

材料：桃花（农历三月初三日采集）、上等白酒各适量。

做法：将桃花倒进酒坛内，倒入上等白酒，至酒浸没桃花即可，加盖密封，浸泡一个月后启封，滗出药酒，放入另外一个干净的容器中，每次饮药酒 5 ~ 10 毫升，早晚分别饮 1 次。把此桃花瓣放到酒坛，加适量白酒继续浸 45 天，作第二次药酒，每次饮 10 ~ 20 毫升，每天早晚各饮 1 次。

功效：常饮此酒能防病、美容悦色。月经量多的人忌服。

6. 桃花白芷酒

材料：桃花 300 克，白芷 40 克，白酒 1000 毫升。

做法：采集花苞初放的桃花 300 克，白芷 40 克一同放到瓶中，倒入上等白酒 1000 毫升，密封，连续浸泡 30 天后开封取用。每日早晚分别饮桃花白芷酒 1 盅，同时倒少量药酒在手掌中，双手对擦至手心发热，在面部来回摩擦。

功效：此酒可以祛除面部黑斑，治疗面色无华、黑斑、产后脸色黯黑等，通常连续使用 40 ~ 60 天后色斑就会消失，变得红润、有光泽。

7. 桃花丸

材料：初开桃花

做法：取初开桃花，烘干研磨过筛，制成丸剂，每天早晚分别服 6 克。

功效：此丸可治疗肝郁气滞、血行不畅引发的面色黯黑、粉刺、痤疮、蝴蝶斑等；还能用来治疗妇女痛经、偏头痛等症。

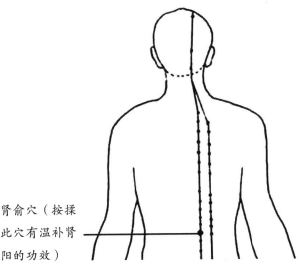

肾俞穴（按揉此穴有温补肾阳的功效）

第九章　身通：中医自然疗法，无病一身轻

中医排毒保健，还你健康身体

从《黄帝内经》开始就已经对"毒"有了介绍，不过当时所指的"毒"主要是药物、虫兽之毒和疫毒。后来中医中提到的毒多是热毒，即火热之盛。也就是当你情绪不佳、肝气郁结日久火化或者嗜辛辣厚味食物过多，时间一久，火毒内生。因此有热毒、胎毒、火毒，到后来扩大到湿毒、血毒、邪毒、痰毒等。

中医上所说的毒其实就是指人体无法排泄掉的、对人体有害的物质。中医中药多以发汗、利尿、通便等方式排毒，会根据不同人的不同体质将其体内积累的毒素排出来。不同种类的毒，比如热毒、火毒，所用的药物组合不同；体质不同的人，排毒的过程中需要采取的排毒措施不同。

一般情况下，中药都是通过排便的方式排出热毒，因此排毒中药一般都含有轻泻成分，体质较差的人容易由于服用不当出现严重腹泻、恶化、削弱体质。如果出现此现象，应当停止服药，以免诱发严重后果。

一般人都可食用利尿清热食物，如西瓜、橙子等；或是吃些润肠通便食物，如芝麻糊、杏仁糊等，同时减少肉类食物的摄入，均利于排毒。

对于肝肾功能较弱，并且经常摄入受污染食物的人来说，短期服用排

毒保健药物可以减少体内毒素的积累。

下面就来具体为大家介绍一下中医上的排毒之法。

一、排汗排毒法

通过排汗的形式排毒的具体做法为：运动、服用排解寒邪的汤药，或是温泉沐浴等。

二、利尿祛湿排毒法

平时喜欢吃厚味的人容易生湿化浊，水湿内停，痰饮生出，久而久之就形成了毒。主要表现：面黄而肿，头晕目眩，身重懒动，小便不利等。可以服用泽泻汤利尿排毒。

三、下法排毒

胃肠道中有一些食物或毒素残留，可以通过以下的方法排毒，如急性肠炎，可以以泄制泄，这样就可以最有效、最直接地排毒。身体火旺，便秘，烦躁易怒，头痛，牙痛，咽喉肿痛，容易感冒的人可以选择防风通圣药来改善病情。

四、呕吐排毒法

有的时候，胃中有炎症不能泄下时可以通过呕吐排毒，如误食有毒药物、食物等，可以服用适量食盐水助呕吐。

五、和法排毒

患感冒时，疾病多半表半里，会出现口苦、咽干、目眩等寒热症，对于此类情况，多采用小柴胡汤。

六、温法排毒

用于脾胃、胃肠虚汗，可以借助暖水袋、饮用热水、服用暖胃药物等方法治疗上述症状。

七、清法排毒

即清热解毒之法，患者的主要表现为：高烧、口干唇燥、咽喉肿痛、身体疼痛，可以通过服用黄连解毒汤来改善上述症状。

八、补法排毒

患者多气血虚弱，主要表现为：手脚麻木、身体虚弱、消瘦、乏力，可以服用些参汤改善上述症状。不过采用补法要看清身体虚实。很多补药都是温热性质，乱服补药易导致人体阴阳失衡，诱发疾病。所以，服用补药前一定要先确定自己究竟是什么体质、缺什么，对症下药。

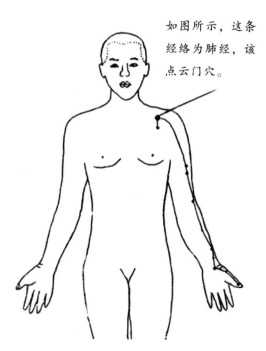

如图所示，这条经络为肺经，该点云门穴。

九、消法排毒

人摄入过量的食物后，胃消化不了或身体出现浮肿，可以用消导制剂助消化，如山楂丸。

中医治病的过程中更强调内因，可能同样的条件，有的人病倒了，可有的人却没有任何不适。如今，市面上出现了很多排毒产品，而这些产品大都以通便、健脾益肾为主，其实就是在总结前人经验的基础上补泻兼施，扶正排毒。

顺应经络时辰，身体百倍舒畅

人体的肝、肺、胃、大肠、心等部位经络的运行顺畅与否和身体健康有密切关系。可是你知道吗，它们有着自己运作的黄金时间，如果我们可以在对的时间合理地调节自己的饮食、作息，经络的运行就会更加顺畅。下面就来分别为大家介绍一下不同经络特定时间段的循行状况。

一、凌晨 3:00～5:00，寅时，肺经运行

呼吸系统会在这个时间段进行修复，对于呼吸道疾病患者，尤其是老人、儿童，经常会在这个时间段咳嗽，因为肺经会在这个时候进行排痰。经常在这个时间段不能好好休养的人容易产生呼吸道方面疾病。

二、凌晨 5:00～7:00，卯时，大肠经运行

排泄系统会在这个时间段慢慢启动，随日照初升，身体逐渐苏醒，而后进行排便。一般情况下，这个时间段休养不够，或没能顺利排便，容易出现代谢方面问题，身体易累积不净的体液、宿便等，久而久之会增加肠

道负担，诱发各种疾病。

凌晨 5:00 ~ 7:00 为人体生命现象最低下的时间段。气血会在此时大量发散，人体需大量用氧。如果肺经、肠经虚弱，而且疏于保养、保暖，甚至会在此时死亡。老人容易在这个时间段猝死。

三、早晨 7:00 ~ 9:00，辰时，胃经运行

这是一天当中补充气血的最佳时间段，所以早餐是一天中最重要的一餐。一般情况下，此段时间不吃早餐的人肠胃功能易受损，容易出现体型过胖或过瘦，主要是肠胃吸收不良，或饿过头后暴饮暴食所致。

四、早晨 9:00 ~ 11:00，巳时，脾经运行

人体气血运行会在这个时间段进入高峰期，脑力、体力运行在此时最为旺盛。前一天晚上好好休息，早晨能够吃好早餐的人，通常会在这个时间段表现出最佳活力，思绪、决断力都可以在这个时间段发挥至极致。反之，前一天晚上熬夜、失眠或没睡好，身体带氧量不足，容易在此时呵欠连连，思绪不清、疲累。再加上不吃早餐，气血虚弱，整个人就会像萎蔫了一般，倦怠无力，甚至因此变得烦躁易怒。

五、中午 11:00 ~ 下午 1:00：午时，心经运行

这个时间段血液运行达到了高峰。这个时候心脏需要更多的能量推动血液循环，再加上上午阴阳气交接，所以人体会逐渐感觉到倦怠，此时可以小憩一会儿补充体力。尤其是心脏病患者，中午时要好好用餐，同时稍作休息，千万不能捧着午饭在计算机或办公桌前边工作或思考，否则易出现心神不宁、心律不齐等不良症状。

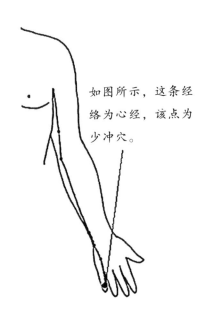

如图所示，这条经络为心经，该点为少冲穴。

六、下午 1:00 ～ 3:00，未时，小肠经运行

血液会在这个时间段准备运送至全身，利于消化。这个时间段不适合运动，最好处在休养状态，让小肠安心工作。有句俗语说得好"过午不食"，乍一看好像是过了中午就不能再吃食物了，实际上，从经络运行的角度上说是中餐时间不宜超过下午一点，这个时候不宜再进食，否则会加重胃部负担，使得血液流注于小肠，消化着胃部的食物。

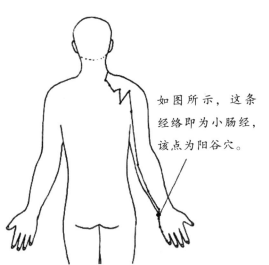

如图所示，这条经络即为小肠经，该点为阳谷穴。

七、下午 3:00 ～ 5:00，申时，膀胱经运行

膀胱经又名太阳，是非常重要的经脉，它非常活跃，经于脑部，使得气血容易上输至脑部，因此此时不管是学习还是工作效率都非常高。一旦膀胱经出现问题，就会表现出记忆力下降、后脑痛等。因为膀胱经出现故障，下面阳气上不来，上面气血不够用，脑力自然不行。也有人在此时小腿痛、犯困。

膀胱经出现问题，人容易发冷，流鼻涕、头痛、项背坚硬疼痛，腰好像快要断了一般疼痛，膝盖无法弯曲，小腿肚痛，股关节不灵活，痔疮、狂证等易发作，就连足小趾都无法正常运动。

并且，膀胱经为人体最大的排毒器官，时刻传输着邪毒，排便、毛孔发汗、脚气排湿毒、气管排痰浊、涕泪、呕秽等过程都要并归膀胱经。因此，想驱除体内的毒素，膀胱经一定要畅通无阻。

八、下午 5:00 ～晚间 7:00，酉时，肾经运行

通常下午 3：00 左右上班族会有十分钟的休息或下午茶的时间，因为小肠经接过来的气会从眼内开始循行人体背面，这个时候，身上的水分代谢，会将体内的杂质有效排出，很多人在下午过后水肿或肢体膨胀，主要是因为膀胱经和肾经循行不畅通，体内水分代谢受阻。如果在这个时候感到疲劳，说明体内气血不足，身体健康已经有损。当膀胱经气向下走和肾经接上时，身体就会贮存能源，想要让肾气更加充足，所以，这个时间段肾上腺素分泌量最旺盛。此时适合吃晚餐，不过不能吃得太多，七八分饱就可以了。

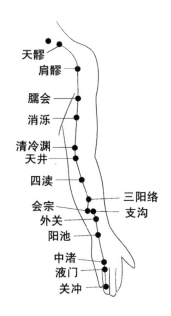

天髎
肩髎
臑会
消泺
清冷渊
天井
四渎
会宗
三阳络
支沟
外关
阳池
中渚
液门
关冲

九、晚间 7:00 ～ 9:00，戌时，心包经运行

在这个时间段内，身体已经补充了足够多的营养，气血充足，气血循行全身、肢体末梢，最适合运动，运动效率能够达到最高。不过不建议大家在这个时间段做剧烈运动，应以散步、简单的关节体操等运动为主，防止太过亢进，影响气血收纳。

十、晚间 9:00 ～ 11:00，亥时，三焦经运行

这个时间段体内的废物可以有效排泄，气血会在这个时候开始收纳、贮存，为明天所需做准备。很多人都有这样的疑惑，三焦究竟是什么？因为人体中根本找不到"三焦"这个脏器。实际上，三焦泛指包在各种脏器外的"外膜"，其主要功能为保护各大脏腑。三焦可以分成上焦、中焦、下焦，就是指上中下三处体腔的保护膜。并且，三焦主内分泌，对人体的

吃得下　睡得着　排得出

生长、修复有非常大的影响。免疫力差的人，应当在这个时间段就寝；处在成长中的孩子更要在这个时间段好好睡觉，才能充分利用生长的黄金时间。

十一、晚间 11:00 ～凌晨 1:00，子时，胆经运行

一天的活动过后，身体会逐渐疲劳，是时候好好休息了。从上个时辰的发散开始收敛，身体进入休息状态，尤其是肝胆功能较差的人，此时应进入睡眠状态，为身体进行下一个时辰的造血、滤血、新陈代谢做准备。

十二、凌晨 1:00 ～ 3:00：丑时，肝经运行

肝主藏血、存肝醣，降低血液、体液酸性，同时促进内分泌正常代谢，很多人过度疲劳，就是由于此时间段没有进行充分休息，导致血糖过高，肝功能受损，健康状况也因此受损。

怎样帮助身体有效排毒

排毒是人体时刻运行的过程，不过也有一些堆积在体内的毒素无法排出体外，使得身体健康受到一定程度的威胁，下面就来给大家介绍几个排毒小妙招。

一、多吃胡萝卜

胡萝卜能够有效解肝脏之毒，不仅富含胡萝卜素，并且还含有丰富的维生素 A、果胶，和体内的汞离子结合后，可以有效降低血液里面汞离子的浓度，加速汞离子排出，适合经常熬夜的人食用。

胡萝卜中富含膳食纤维，可以有效改善便秘。也富含 β‐胡萝卜素，能够中和毒素。新鲜的胡萝卜排毒效果最佳。

喜好熬夜的朋友在本该休息的时间忘情地工作或娱乐，这个时候肝脏会被迫工作，使得肝脏不能制造充足的酵素，这些酵素可以帮助食物的消化、吸收、利用，各种酵素分泌不足时，毒素会随之增多，进一步导致身体营养严重缺乏。"肝主筋"，而指甲为"筋"的一部分，因此，毒素在肝脏中蓄积时，指甲会有所提示。

二、泡澡

泡澡会让肌肤变得更加有弹性，是帮助肌肤排毒的最佳方法，能够将积存于皮下组织中的酸性废物冲洗干净，将滞留于身体中的二氧化碳、废物代谢出去，进而让肌肤更加有弹性。

三、降低糖、盐分、脂肪、淀粉的摄入量

现代人的生活条件越来越好，脂肪、盐分、糖、淀粉的摄入容易过量，很容易导致热量摄入过多。所以，坚持食用新鲜果蔬可以降低人体对此类高热量食物的渴望。

并且，深色的绿叶蔬果打成的汁是非常好的排毒食物，没有榨汁机也可以直接食用这些果蔬。

四、减少食物分量

单一的节食容易减缓新陈代谢的速度，所以，暴食后应适当减少食物分量，进而帮助肠胃恢复正常值，与此同时可以进行少许运动，避免新陈代谢速度变慢。

五、做拉伸运动

经常练瑜伽可以帮助你放松身心，提升心率，加速排毒过程，有针对性地做些腹部拉伸运动可以有效改善小肚腩。

六、剩菜尽量不要吃

很多家庭习惯一次做很多饭，这一顿吃不完下一顿接着吃；或者在餐馆吃过饭后将剩菜剩饭打包回来。时间短还好，可如果上顿下顿重复吃，直到吃完，剩菜中会产生有毒物质，反复热剩菜，重复高温加热会产生致癌物，均对身体健康不利。

七、跑步

跑步可以加速人体血液循环，促进身体毒素排出，加速肠胃蠕动。可以每天坚持快走 45 分钟，做 15 分钟拉伸运动，可以加速身体毒素的排出，有效减肥消脂。

八、早餐要排毒

挑选新鲜的水果，切成碎片，和葡萄干、燕麦片、酸奶一同熬粥，这款早餐不仅营养丰富，而且能够加速人体新陈代谢。

九、喝杯排毒茶

上班时，可以给自己泡杯绿茶，绿茶中加几片柠檬，有助于改善酸性体质，排毒。

水疗排毒，安全有效的排毒之法

人的生命之初就是漂浮在水中，离开母体之后，不管发生多大变化，人对水都有着强烈的依赖性，就连排毒也和水有着密切关系。水疗排毒即利用静态水的物理作用改善人体生理、心理状态来排毒，之后结合适当运动，科学入浴之法，进而达到排毒保健、预防疾病的目的。下面就来为大家介绍几种水疗排毒之法：

一、水中有氧运动排毒法

水中有氧运动与普通有氧运动相同，不过这项运动在水中进行，由于整个身体被水包围，因此即使做剧烈运动也不会对关节产生压迫感。在水中运动的量比陆地有氧运动的量大，所以从锻炼肌肉、增加肺活量等方面来说，安全、效果佳。

二、浴缸悬浮排毒法

浴缸排毒法是一种非常好的放松方式，能够很好地排除外界干扰。整个人泡到盐水浴缸内，由于水内含盐成分，人如同悬浮状态下睡眠。浴室内的灯光幽暗，周边有音乐响起时，不仅会产生出飘飘欲仙之感，还会有其他感觉。这种疗法能够人让变得平和、安静、舒适，即使每天只泡 15分钟，烦恼也会一扫而光。

三、苹果醋浴排毒法

通过苹果醋浴排毒不仅能够祛毒，还能帮助人体恢复体力，缓解皮肤瘙痒。

具体做法：在浴缸中放满温水，之后放入两杯苹果醋，整个身体浸泡在水中，浴缸内完全放松 15 分钟左右即可。

四、海水排毒法

海水中富含矿物质，这些矿物质可以帮助人体清除体内毒素。并且，海水里面还含有和人体血浆非常相似的成分，这些成分和人体有很强的亲和力，这就是为什么人泡在海水里会觉得非常舒服。在海水排毒的过程中，人体会吸收海水里面的各种矿物质，这些矿物质有恢复人体各项功能、抗衰延年之功。

五、矿泉排毒法

这种方法能够清除人体中的毒素，让人体变得更加洁净。

具体做法：矿泉排毒法就是指把产品指示的矿泉浴按计量倒进温水内，整个人进入到矿泉水中放松 25 分钟，之后用毛巾轻轻擦净身体，再钻到温暖的被子中就可以了。

六、海盐按摩浴排毒法

洗澡之后用海盐按摩全身是非常不错的排毒方法，盐能够刺激全身，强化循环，除掉身体角质，进而清洁深层肌肤。若配合清晨洗个冷水澡，一整天都会觉得精力充沛。但是若皮肤出现伤口，或是患了低血压、高血压等疾病，最好不要用这种方法排毒。

具体做法：把浴缸放满水，坐到浴缸边或旁边的椅子上，倒一把海盐放到手心，逐渐加水，调和成浓稠状，之后用浓稠盐水按摩身体，采用画圈的方法，从脖子按摩至肩膀，向下按摩至双脚，接着坐到浴缸内浸泡，或是加入一两杯海盐至温水内，躺到浴缸内放松 15 分钟左右，会觉得神清气爽，进而达到排毒的目的。

刮痧排毒，老方法大功效

刮痧是一种古老的中医经络疗法。即采用光滑的硬物器具、手指等，于身体表面特定部位进行反复刮、挤、揪、刺等，使得皮肤表面出现淤血点、淤血斑、点状出血等，刺激体表脉络后，即可改善人体气血流通状况，促进皮肤毛细血管扩张，加速血液、淋巴液循环，并且提升局部血管功能，提升细胞营养、氧供给，活化细胞，促进体内代谢废物的排出，进而达到排毒、解毒的目的。

这种方法的原理为：刺激经络穴位能够加速局部血液循环，提升细胞营养、氧供给，而后活化细胞，进而延缓衰老、促进健康。

　　刮痧排毒方法就很适合面部晦暗、睡眠质量差、肠胃功能失调、内分泌紊乱的人。人体中包括多个刮痧部位，常用刮痧部位包括：头颈部、腰背部、胸部、腹部、四肢。

　　进行刮痧前，应当先把准备刮痧之处擦干净，而后用刮痧板边缘蘸上刮痧油，于确定部位刮痧。

　　刮痧时应当注意沿着顺时针方向刮，不要来回刮，力度要均匀，尽量避免忽轻忽重，按照上述刮痧方法连续刮 20 下左右即可。若患者出现头痛、喉咙痛，可选择坐姿刮痧；若头晕眼花、胸腹痛，可采用仰位刮痧；肩背腰骶等处疼痛，可采用俯卧位刮。

　　一般情况下，如果能够按照上述介绍的方法依次刮完，患者就会觉得非常轻松。这个时候让患者休息几分钟，再在其前胸、后背、肋间、颈椎上下、两肩胛骨上下分别刮 10 下左右。刮完后可以让患者喝些糖姜水或白开水，就会觉得非常舒服。

　　刮痧之后，肌肤表面会出现红、紫、黑斑或黑疱，这种现象被称之为"出痧"。出痧性质、多少因刮痧手法、力度、频率、患者体质、病情等有所区别。出痧为刮痧后的正常反应，为血管扩张至毛细血管破裂、血流外溢、皮肤局部出现淤血斑的过程。

　　出痧后，皮肤会呈紫红色，甚至发黑，很多人对此现象感到担心，其实不用担心，因为这一现象对皮肤无伤害，通常红斑颜色深浅为病情轻重的反映，病情越重，痧出得越多，颜色越深；反之，痧出得越少，颜色越浅。一般来说，皮肤淤血处会在三五天内慢慢消退，最多不会超过 1 个星期就消退恢复至正常皮肤颜色。

斑斑点点不用愁，推拿排毒消斑点

对于女性朋友来说，脸上长了黄褐斑是件非常苦恼的事，虽然它不痛不痒，可却会严重影响容貌。

记得有一次，有个朋友跟我说自己这半年不知为什么脸上的斑突然多起来，买了很多祛斑产品，可效果都不是很好，脸上的斑仍然在增加，就连眼角处也是明显的褐色。

我对她说，也许是你的身体出了问题，不如去看看中医，之后陪她去看了中医。朋友的面色苍白，医生说她脉弦细，问朋友是否还存在其他不适，朋友说时常觉得乏力、心悸、气短，后被诊断为贫血。

医生嘱咐她回去之后多吃桂圆、红枣、动物肝脏等补血食物，又教了她一种推拿方法。

具体操作：用食指和中指指腹从印堂向上推抹至神庭穴（人体头部，前发际正中直上 0.5 寸处），来回推抹 5 ~ 10 遍；从印堂穴（位于人体面部，两眉头连线中点）沿着眉棱骨分推至太阳穴（耳郭前面，前额两侧，外眼角延长线上方），推 5 遍；推抹前额 3 遍，之后从睛明穴（位于面部，目内眦角稍上方凹陷处）沿着鼻梁直下，经过承泣穴（位于面部，瞳孔直下，眼球和眶下缘间）、四白穴（眼眶下缘正中直下一横指处）、迎香穴（位于人体面部，鼻翼旁开约 1 厘米的皱纹中），重复推抹 5 ~ 10 遍；从太阳穴沿着耳前分推到耳门穴（位于面部，耳屏上切迹前方，下颌骨髁状突后缘，张口有凹陷处）、听宫穴（位于面部，耳屏前，下颌骨髁状突后方，张口时呈凹陷处），而后向下推，一直推至承浆穴（面部，颏唇沟正中凹陷处），来回推 5 遍，注意，力度要轻柔。

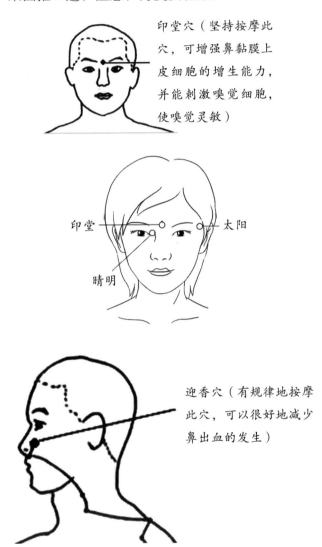

印堂穴（坚持按摩此穴，可增强鼻黏膜上皮细胞的增生能力，并能刺激嗅觉细胞，使嗅觉灵敏）

印堂 ——— 太阳

晴明

迎香穴（有规律地按摩此穴，可以很好地减少鼻出血的发生）

　　表面上这种方法有些难掌握，实际上它的操作非常简单，其实就是手指和手掌大鱼际于眼睛周围画横躺的"8"字。

医生嘱咐她按摩完后拍拍背，以刺激背部心俞穴、膈俞穴、肝俞穴、肾俞穴、脾俞穴、三焦俞穴，进而调理脏腑气血、内分泌。

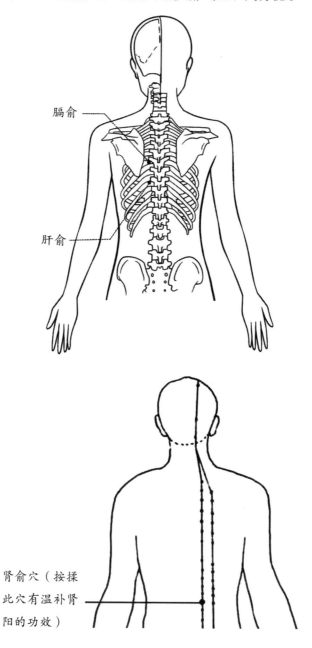

朋友回家之后按照医生的嘱咐改善自己的日常饮食，同时配合上述按摩方法 2 个月左右，脸上的黄褐斑减少了很多，连续按摩半年后，再见到朋友时她的面色已经非常红润、有光泽了。

黄褐斑容易出现在鼻翼两侧、面颊、前额下部，分布较对称，所以很多人称之为蝴蝶斑。其实，除了黄褐斑，雀斑也是女性常见的面部问题。祛斑是一种色素沉着症，有浅棕色、黑褐色，多数长在面颊、鼻翼两旁，特别是眼下分布较多，主要是内分泌失调、脏腑功能紊乱、过度阳光照射等所致。

其实，不管是黄褐斑还是雀斑，都能通过上述方法调治。从中医的角度上说，黄褐斑和雀斑都和"肾水不能荣华于上，火滞结儿为斑"有关，头做上为阳，肾做下为阴，若肾阴无法向上走至面部，则无法滋润面部肌肤，内火淤滞到一起不断熏蒸，面部就会生出斑来。所以，治疗的过程中除了要推抹面部，还应配合点按背部和肾脏有关的穴位，这样才能根本上改善面部色斑问题。很多女性看到面部长出雀斑、黄褐斑后会急着涂抹各种化妆品，这样面部干净多了，实际上这样做会刺激肌肤，产生更多色斑。

青春痘不用愁，推拿加食疗验方

青春痘容易长在处在青春期的男孩女孩身上，可是有这样一种现象让人费解，有的人已经二三十岁，甚至四五十岁，脸上的青春痘却仍然没有退去，这是怎么回事？

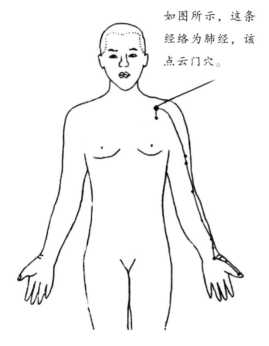

如图所示，这条经络为肺经，该点云门穴。

从中医的角度上说，青春痘多是因为肺经之中风热滞留于皮肤毛孔中无法发散所致，有的女性长青春痘是由于喜食肥甘、辛辣刺激食品，导致脾胃内生湿热，熏蒸于面所致。此外，在面部涂抹各种化妆品会堵塞毛囊口，进而诱发青春痘。

其实总结起来就一句话：长青春痘为"热阻肌肤"所致。因此，想让青春痘彻底从面部消失，一定要散热。下面给大家推荐一种有效祛除青春痘的推拿方法。

用大鱼际轻轻按摩前额、面颊；用手掌面沿着顺时针方向摩腹5分钟，同时点按梁门穴（位于脐中上4寸，前正中线旁开2寸）、中脘穴（胸骨下端和肚脐连接线中点）、天枢穴（位于脐旁2寸）、气海穴（位于人体下腹部，直线连接肚脐和耻骨上方，将其分成十等份，从肚脐3/10处）、梁丘穴（膝盖骨外侧端，约三个手指左

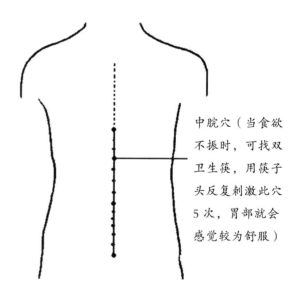

中脘穴（当食欲不振时，可找双卫生筷，用筷子头反复刺激此穴5次，胃部就会感觉较为舒服）

右的上方）各 30 秒，之后沿着胃经方向轻拍 1 遍；通过拿法沿着大肠经、三焦经、小肠经按摩 5 遍，最后抖抖双臂。

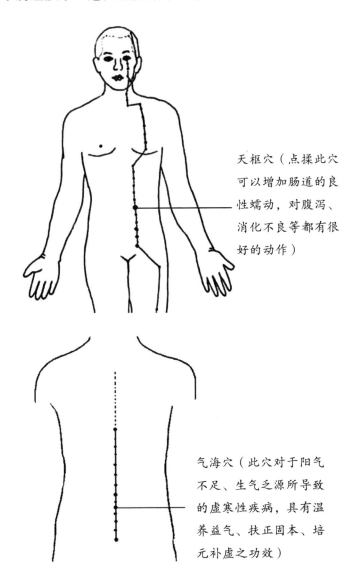

天枢穴（点揉此穴可以增加肠道的良性蠕动，对腹泻、消化不良等都有很好的动作）

气海穴（此穴对于阳气不足、生气乏源所导致的虚寒性疾病，具有温养益气、扶正固本、培元补虚之功效）

除了面部按摩，还可以配合下面这个验方，效果更佳。具体做法：取马齿苋 30 克，苍术、败酱草各 15 克，白芷 12 克，放到清水中浸泡半小

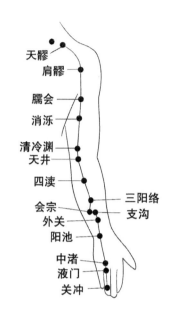

时，之后倒入 500 毫升水，熬至剩 250 毫升水时，将药汁倒出，继续倒入 500 毫升水，熬至一半；将两次熬得的药液放到一起，混匀，每天早、中、晚分别用其洗一次脸，每次在温水中倒入 1/3 的药汁即可。

此验方之中，马齿苋性寒，入心经、肝经、脾经和大肠经，有清热祛火之功；苍术有消除红肿之功，因此它可以减退豆豆长出后产生的红肿；败酱草有清热解毒、祛瘀排脓之功；白芷有消肿排脓、通窍止痛之功，将上述四种药材搭配在一起，即可有效祛痘。

此方不仅可以对付已经长出的痘痘，还可很好地预防痘痘产生。坚持上述两种方法一段时间，脸就会变得干净光滑。

慢性咽炎，推拿解不适

如今，已经有越来越多的人患上了慢性咽炎，其实慢性咽炎并不是什么大病，却会影响到人们的生活。

慢性咽炎发作时会觉得喉咙中干痒难忍、想咳嗽，有时会觉得喉咙中有异物，想要清嗓子。其实，通过推拿之法就能治疗患者这种恼人的疾病。

具体操作：用拇指或中指螺纹面按揉廉泉穴（位于人体颈部，前正中线上，结喉上方，舌骨上缘凹陷处）及其两旁 2 分钟；用拇指和食指揪捏咽喉皮肤 1 ～ 2 分钟，至局部皮肤发红、充血，咽喉发热即可；用拇指从后项部向下推至大椎穴（第 7 颈椎棘突下凹陷中），推 20 ～ 30 遍，同时把右手大拇指和中指放至风池穴（位于项部，枕骨下，和风府穴相平，胸锁乳突肌和斜方肌上端间凹陷处）上，松紧有致地推拿风池穴 10 次。

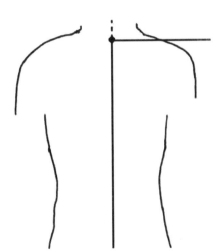

大椎穴（经常按摩此穴，可以疏通经络、疏肝理气，祛风散寒，补虚泻实，通经止痛，强身定神，扶正祛邪）

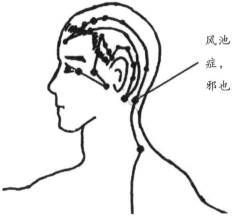

风池穴（凡是跟风有关的病症，多按揉风池穴，那么风邪也就没有藏身之所了）

以前，慢性咽炎是少见的疾病，可最近几年，它的发病率日趋上升。并且，很多慢性咽炎由于急性期未能治愈，转成慢性咽炎，反复发作，很难治愈。

从中医的角度上说，眼部是胃的关口，喉是肺的大门，目的是将邪毒关在外面，防止肺胃受损。所以，寒邪入侵人体时，最先受影响的是咽喉，而后就是肺，因此，出现咽喉不适时要提高警惕。

上面提到的推拿方法不但能够治疗慢性咽炎，还可缓解嗓子不适，如声音嘶哑、肺痈等，效果均不错。

排毒养颜，试试中医腿浴法

腿浴排毒之法实际上就是通过发汗排毒。研究表明，汗液中不仅仅包含着水，还含有一定的毒素，如钠离子、尿素、肌酐、药物毒素、激素的代谢产物、农药残留物等。

尝过汗液的人都知道，汗液咸咸的。身边有尿毒症患者我们会发现，尿毒症患者进行腿浴之后身上会散发出氨味。腿浴是做腿部加热血液，带温度的血液达到上半身后，让血液中的毒素、水分通过汗腺分泌到体表，因而发汗排毒之功更强。

夏天出汗后皮肤表面发咸，尿毒症病人在腿浴后身上会有氨气味，就是这个原因。唐山有位黄医师，曾用腿浴方法治疗两例农药中毒患者，取得了良好效果。而腿浴的发汗同太阳照晒、桑拿熏蒸出汗还不一样，它是在腿部加热血液，带温度的血液到达上半身后，再把血液内的毒素和部分水分通过汗腺分泌到体表，所以发汗排毒的作用更强。

　　排毒养颜方：益母草 30 克，白芍 30 克，白芷 30 克，刘寄奴 30 克，桂枝 30 克，生大黄 30 克。每天晚上临睡前用此方剂泡腿脚。

　　此方剂之中的刘寄奴有活血祛瘀、止血敛痰、消肿止痛之功。现代药理研究表明，刘寄奴煎剂外用，可扩张毛细血管、兴奋经脉、加强排汗。

　　腿浴完之后，可以配合按摩以下腿脚上的穴位，进一步美容、排毒。

　　穴位：三阴交、下巨虚、隐白。三阴交为足太阴脾经穴。位于小腿内侧足内踝尖上 3 寸，胫骨内侧缘后方。经常按揉此穴，可以很好地保健肝、脾、肾等脏腑。

　　下巨虚为足阳明胃经穴。位于小腿前外侧，犊鼻下 9 寸，距胫骨前缘一横指处。经常按摩此穴能够调理肠胃，通经络，安神志。

　　隐白为足太阴脾经穴。位于足大趾末节内侧，距趾甲角 0.1 寸处。隐，即隐秘、隐藏的意思；白，肺的颜色，气也。隐白的意思就是脾经体内经脉阳热之气从本穴外出脾经体表经脉。有地部孔隙与脾经体内经脉相连，穴内气血是脾经体内经脉外传之气，气为蒸发外出，不被人觉察，如隐秘之象，所以得名隐白。按揉此穴可调经统血、健脾回阳。

　　上述三个穴位都可以采用按揉之法按摩，每次每个穴位按摩 5 分钟左右即可。

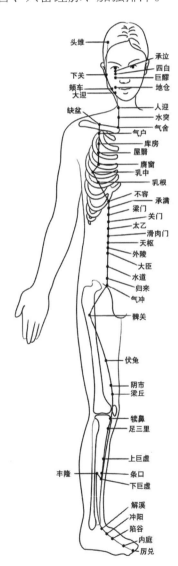